CONTRIBUTION A L'ÉTUDE
DE LA PATHOGÉNIE DE L'INFECTION URINAIRE

LES
MICROBES URINAIRES
EN GÉNÉRAL
ET
L'UROBACILLUS LIQUEFACIENS SEPTICUS
EN PARTICULIER

PAR

Le Dᵣ Denis CAPMAN

EX-AIDE DE MÉDECINE OPÉRATOIRE A LA FACULTÉ DE MONTPELLIER

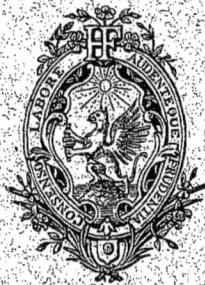

MONTPELLIER
IMPRIMERIE CENTRALE DU MIDI
(HAMELIN FRÈRES)
—
1893

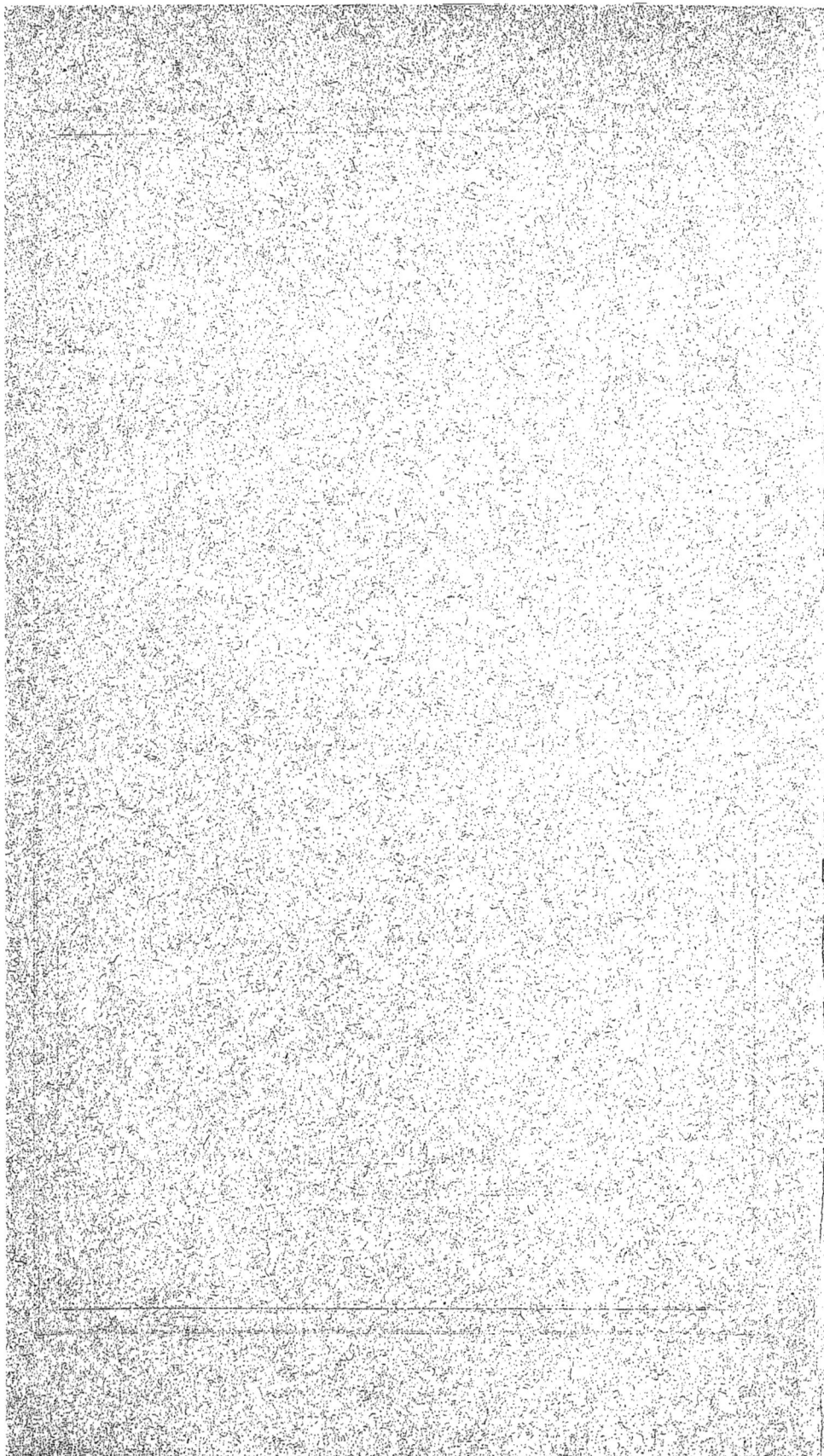

CONTRIBUTION A L'ÉTUDE
DE LA PATHOGÉNIE DE L'INFECTION URINAIRE

LES

MICROBES URINAIRES

EN GÉNÉRAL

ET

L'UROBACILLUS LIQUEFACIENS SEPTICUS

EN PARTICULIER

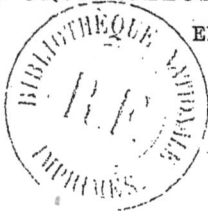

CONTRIBUTION A L'ÉTUDE
DE LA PATHOGÉNIE DE L'INFECTION URINAIRE

LES

MICROBES URINAIRES

EN GÉNÉRAL

ET

L'UROBACILLUS LIQUEFACIENS SEPTICUS

EN PARTICULIER

PAR

Le Dr Denis CAPMAN

EX-AIDE DE MÉDECINE OPÉRATOIRE A LA FACULTÉ DE MONTPELLIER

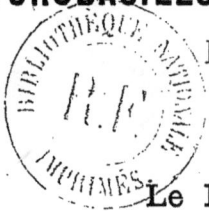

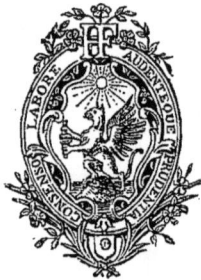

MONTPELLIER
IMPRIMERIE CENTRALE DU MIDI
(HAMELIN FRÈRES)
—
1893

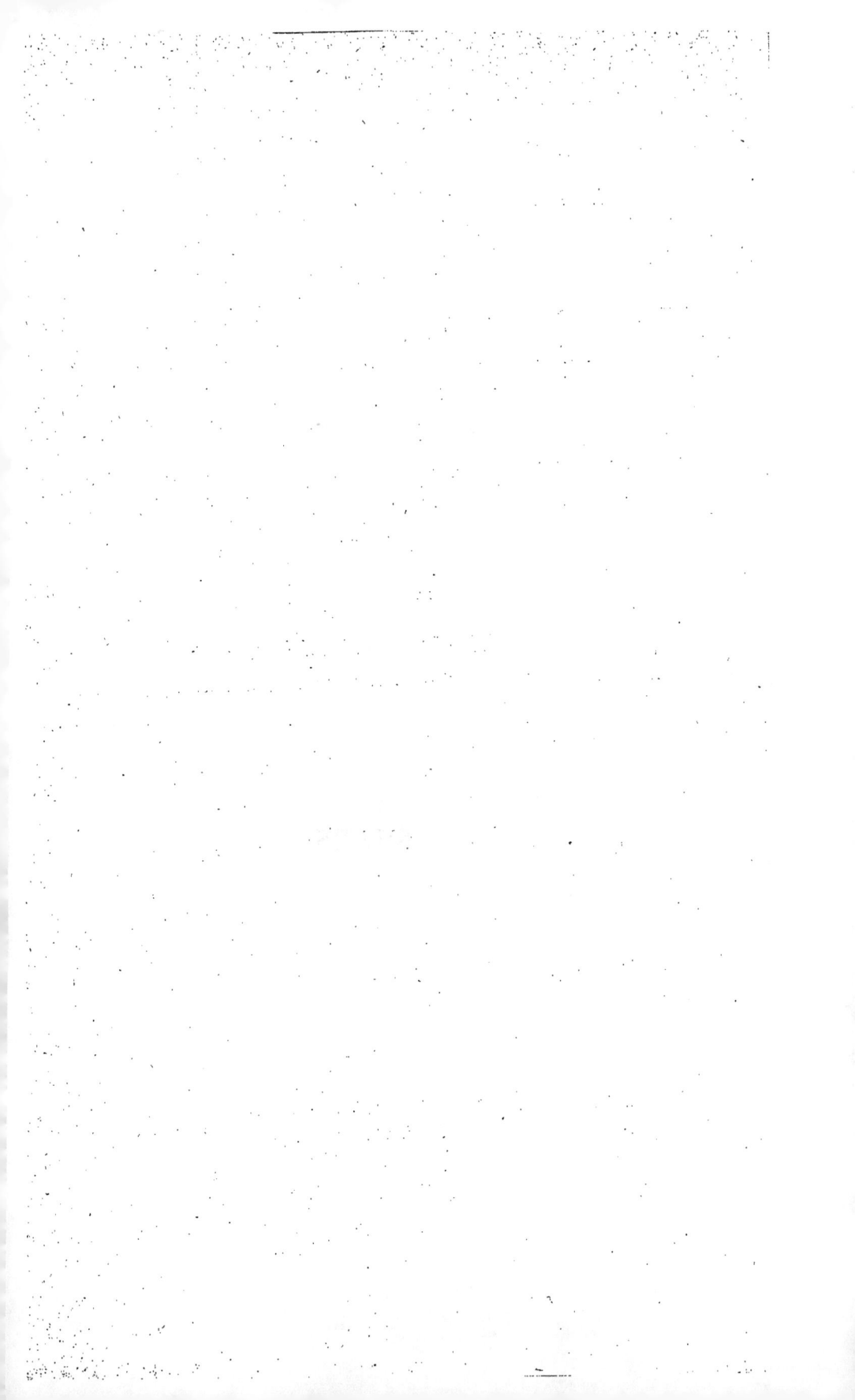

A MES PARENTS

A MON FRÈRE LE DR FERNAND CAPMAN

A MES SŒURS

D. CAPMAN.

AVANT-PROPOS

A la première page de notre thèse inaugurale, nous avons à cœur d'inscrire les noms des Maîtres qui nous ont plus particulièrement honoré de leur bienveillance dans le cours de nos études médicales.

M. le professeur Chalot a engagé et conduit nos premiers pas dans la voie de la chirurgie pendant les deux années que nous avons été son préparateur à la Faculté. Nous le remercions de nous avoir fait profiter de son précieux enseignement et d'avoir dirigé les hésitations de nos débuts.

A la même époque, M. le professeur Carrieu voulut bien nous choisir pour préparer son cours de pathologie interne. Soit dans le cours de cette année, soit depuis qu'il occupe une des chaires de Clinique médicale, nous n'avons eu qu'à nous louer des conseils et des leçons qu'il nous a donnés.

Pendant près de deux ans, nous avons été aussi le préparateur de M. le professeur Forgue à la Faculté. Dans ses cours publics, dans ses causeries particulières, nous avons puisé à pleines mains les éléments de l'éducation chirurgicale moderne. Il nous prodigue tous les jours, avec la plus flatteuse bienveillance, les enseignements et les conseils les plus utiles. Nous sommes fier d'être son élève et nous n'oublierons jamais la dette de reconnaissance que nous avons contractée envers notre Maître.

C'est à lui qu'appartient l'idée de ce travail. Nous le remercions de nous l'avoir proposé, de nous avoir aidé dans son exécution et d'avoir bien voulu présider le Jury appelé à le juger.

M. le professeur Kiener nous a mis au courant de la technique bactériologique et a beaucoup facilité nos recherches en nous aidant de sa haute expérience et nous ouvrant largement les portes de son laboratoire. Que ce Maître éminent veuille bien accepter l'hommage de notre profonde gratitude.

MM. les professeurs Dubrueil et Tédenat nous ont permis de recueillir les urines de leurs malades. Nous les en remercions vivement.

M. le professeur agrégé Hédon a bien voulu mettre à notre disposition le laboratoire de physiologie et sa nombreuse collection d'animaux. Nous ne saurions jamais assez le remercier de sa libéralité.

Enfin, MM. les professeurs agrégés Gilis, Estor et Ducamp, nous ont toujours témoigné la plus grande affabilité. Nous nous en félicitons et les assurons de notre entier dévouement.

INTRODUCTION

On réunit aujourd'hui sous le nom d'*infection urinaire* les accidents locaux consécutifs à la pullulation des microorganismes dans l'appareil urinaire et les accidents généraux produits par la diffusion dans la circulation sanguine de ces microorganismes ou de leurs produits de sécrétion. Les mots de cystite, pyélonéphrite, empoisonnement urineux, ne désignent donc pas des entités morbides distinctes, n'ayant entre elles aucun lien pathogénique, mais simplement les effets d'une même cause, l'infection, plus ou moins modifiés par la nature du terrain sur lequel elle se développe.

Nous savons en effet que les accidents, soit généraux, soit locaux, de l'infection urinaire chirurgicale, sont toujours le fait du développement d'un ou plusieurs microorganismes. Mais nous savons aussi que, dans l'immense majorité des cas sinon tous, la présence du microbe ne suffit pas à déterminer ces accidents. Il faut que le terrain réalise certaines conditions adjuvantes qui le mettent en état de réceptivité. Inversement, sur des terrains identiquement préparés, un même microbe pourra produire des effets bien différents suivant les variations de sa virulence.

L'étude des infections urinaires comprend donc deux ordres de recherches : les unes, bactériologiques, consacrées à la connaissance exacte de la nature et des propriétés des

agents pathogènes ; les autres, à la fois cliniques et expérimentales, précisant les états généraux ou locaux de l'organisme qui permettent et favorisent la contamination et la pullulation microbiennes. « C'est de ce côté, dit Guyon dans
son rapport au Congrès de chirurgie de 1892, que doit être
dirigé tout l'effort des recherches ultérieures : dans la solution de ce double problème, est l'avenir de la prophylaxie et
d'une thérapeutique vraiment rationnelles. »

Multiplier les analyses bactériologiques afin d'arriver à
connaître tous les microbes pathogènes ; étudier à fond leur
aspect morphologique, leurs caractères de culture et surtout
leur virulence ; faire préciser par la clinique les conditions de
terrain favorables à la pullulation microbienne ; réaliser expérimentalement ces conditions et faire varier la nature de l'a-
gent microbien qu'on met en présence : voilà le plan que nous
proposons pour ces recherches que demande Guyon, et c'est
ce plan que nous avons suivi.

Nous avons recueilli un certain nombre d'urines provenant
d'infections urinaires diverses. Nous avons isolé et reconnu
les microorganismes qu'elles contenaient. Nous aurions voulu
pouvoir étudier simultanément à fond chacun de ces microorganismes au double point de vue de la bactériologie pure et
de l'expérimentation chirurgicale. Mais qu'on se rende compte
de l'étendue de notre programme, et on ne sera pas étonné
de ce que, d'après le conseil de MM. les professeurs Kiener
et Forgue, nous ayons craint de mal étreindre en trop em-
brassant, et que nous nous soyons limité à l'étude approfondie
d'un seul microorganisme.

Nous avons choisi l'*Urobacillus liquefaciens septicus* pour la seule raison suivante : comme nous le verrons, les bacilles urinaires peuvent être divisés en deux classes, suivant qu'ils liquéfient ou non la gélatine ; or les bacilles non liquéfiants, presque uniquement représentés par le groupe du bacterium coli, ont fait l'objet de nombreuses et savantes recherches ; nous avons préféré tâcher de compléter l'étude des bacilles urinaires en faisant celle du bacille liquéfiant.

Notre travail devait se composer de trois parties. Dans la première, nous devions réunir toutes les connaissances acquises en bactériologie urinaire, identifier les microbes portant plusieurs noms bien que ne constituant qu'une seule et même espèce, enfin classer ces microbes suivant un plan simple et commode. Les deux autres parties devaient être consacrées à l'étude spéciale de l'urobacillus liquefaciens septicus, d'abord au point de vue bactériologique, ensuite au point de vue clinique et expérimental.

Nous avions terminé les deux premières parties de ce travail et nous allions achever la dernière, lorsque des circonstances pressantes nous ont obligé d'interrompre nos expériences, et d'édifier rapidement notre thèse avec les deux seules parties que nous eussions parachevées. Nous n'abandonnons certes pas la dernière ; c'est même parce que nous espérons publier prochainement les résultats complets de ces recherches que nous avons cru ne pas devoir les morceler en communiquant ici quand même les documents que nous possédons.

Voici notre table des matières:

LES

MICROBES URINAIRES

EN GÉNÉRAL

ET

L'UROBACILLUS LIQUEFACIENS SEPTICUS

EN PARTICULIER

PREMIÈRE PARTIE

LES MICROBES URINAIRES EN GÉNÉRAL

CHAPITRE PREMIER

HISTORIQUE DE LA PATHOGÉNIE DE L'INFECTION URINAIRE GÉNÉRALE ET LOCALE ET IDENTIFICATION DES MICROBES OBSERVÉS

La notion de l'unité pathogénique des accidents infectieux des urinaires est de date relativement très récente. Voyons par quelle suite de travaux on est parvenu à l'établir.

Avant les découvertes microbiennes, les accidents généraux aigus ou chroniques avaient reçu trois espèces d'interprétations pathogéniques. Une première théorie en établissait le point de départ dans une phlébite du corps spongieux de l'urèthre et des plexus périprostatiques. Une seconde incriminait le shock nerveux causé par la douleur uréthrale. Enfin la troisième, la plus importante, est celle de l'empoisonnement urif neux. C'est Velpeau qui, en 1840, l'énonça le premier, d'une façon néanmoins très dubitative. « L'urine, dit-il dans sa leçon sur les accidents suite du cathétérisme, l'urine est un des liquides les plus dangereux, les plus perfides de l'économie, et qui produit les ravages les plus affreux quand il est sorti de ses canaux naturels..... Serait-il donc étonnant que quelques-uns de ses principes, forcés on ne sait comment de rentrer dans le torrent de la circulation, par suite de l'opération du cathétérisme pratiqué dans certaines conditions peu ou mal connues, ne devinssent la cause de tous ces phénomènes ? » Velpeau n'alla pas plus loin, de peur de « s'égarer dans le champ des hypothèses. » Après lui, Civiale « s'abstint volontairement de catégoriser les faits » qu'il avait si bien observés en clinique. Ce fut un élève de Velpeau, Perdrigeon, qui, en 1853, approfondissant la doctrine timidement énoncée par son maître, distingua deux modes d'empoisonnement urineux, l'un par rétention, l'autre par absorption. Dans le premier cas, les principes nocifs de l'urine seraient retenus dans le sang par suite d'un vice d'excrétion rénale: c'était l'avis de Verneuil, de Philips et Mauvais, de Marx, de Malherbe. Dans le second cas, ces mêmes principes nuisibles seraient résorbés à la faveur d'une éraillure des muqueuses de l'appareil urinaire, de la destruction traumatique ou inflammatoire d'une partie des épithéliums protecteurs ; suivant l'expression de Maisonneuve, « les malades pisseraient dans leurs veines » ; à cette opinion se sont ralliés, à la suite de Maisonneuve, Sédillot, Reliquet, Gosselin, Küss et Susini. Les choses en étaient là lorsque apparurent les découvertes microbiennes.

Quant aux accidents locaux de l'infection urinaire (cystite, pyélonéphrite), on les attribuait aux causes les plus diverses : rétention d'urine, congestion, traumatismes, blennorrhagie, roid, calculs, etc. Disons en passant que ces états, invoqués autrefois comme causes efficientes, sont descendus aujourd'hui au rang de causes prédisposantes.

C'est en étudiant les causes de la transformation ammoniacale des urines qu'on arriva à la découverte des agents microbiens. On avait en effet depuis longtemps établi tout au moins une relation de coïncidence entre la cystite et la décomposition ammoniacale de l'urine. En 1773, on avait découvert l'urée. Jusqu'à Pasteur, on soupçonna bien que ce corps se transformait en carbonate d'ammoniaque, sous l'influence d'un ferment inconnu ; mais on croyait que ce ferment était simplement une substance chimique ; et les chimistes d'alors, Fourcroy, Vauquelin, Prout, Boussingault, etc., ne s'attendaient certes pas à ce que ce ferment fût un être vivant, un organisme et non plus seulement une substance organique.

Comme en tout ce qui touche à la bactériologie, il faut arriver à Pasteur pour voir se faire la démonstration irréfutable du rôle des infiniment petits. Pasteur en effet prouva, dans ses immortels mémoires sur la génération spontanée (1860), qu'il fallait attribuer la décomposition ammoniacale de l'urée à un microorganisme en chapelets qu'il appela torulacée et qui reçut plus tard le nom de micrococcus ureæ.

En 1864, un élève de Pasteur, Van Tieghem, étudia cette torulacée dans sa thèse de doctorat ès sciences, et démontra qu'elle pouvait faire fermenter non seulement les urines exposées à l'air, mais aussi celles encore contenues dans la vessie.

La même année, Traube publia sa fameuse observation, dans laquelle il avait vu les urines de son malade, claires et acides jusque-là, devenir ammoniacales à la suite d'un cathétérisme. Traube n'hésita pas à attribuer le premier ce fait à l'introduction de microorganismes par la sonde dans la vessie.

Niemeyer publiait en même temps des observations semblables.

Klebs, en 1868, trouvait lui aussi des microbes dans les

reins et attribuait la formation des abcès rénaux à l'ascension des germes venus du dehors par l'urèthre et la vessie. Rayer créait le mot de pyélonéphrite ascendante.

Cependant les idées de Pasteur, assez bien accueillies en Allemagne, ne comptaient en France qu'un petit nombre de partisans, bien que le silence se soit fait sur cette question pendant plusieurs années. L'opposition eut encore plus beau jeu lorsque parurent les expériences de Feltz et Ritter (1873).

Dans une première série, ces auteurs essayèrent chez le chien de rendre les urines alcalines en introduisant dans la vessie une sonde trempée dans de l'urine contenant le micrococcus ureæ, et ne purent y parvenir qu'au bout de trois jours, en répétant cette opération toutes les trois heures ; encore les urines redevinrent-elles acides au bout de vingt-quatre heures.

Dans une seconde série d'expériences, ils injectèrent dans la vessie le même microbe, lièrent la verge pendant des laps de temps de plus en plus longs, mais ils ne purent obtenir des urines ammoniacales qu'après avoir laissé le lien pendant trente heures. Encore l'acidité reparaissait-elle très peu de temps après l'ablation du lien.

En 1875, Colin fait des expériences du même ordre chez la vache, qui, comme on sait, ne vide pas complètement sa vessie : ce qui pouvait permettre au microbe injecté d'opérer à l'aise son travail de décomposition. Comme Feltz et Ritter, Colin ne put déterminer de cystite par des injections, même à doses massives, de micrococcus ureæ.

En 1876, Pasteur, vivement combattu déjà par les expérimentateurs précédents et par des cliniciens tels que Blot, Ricord, Gosselin, eut encore à subir une redoutable assaut de la part de Musculus. Cet auteur démontra en effet que la décomposition ammoniacale pouvait être le fait d'une substance amorphe, soluble dans l'eau, qu'il avait isolée par précipitation du mucus vésical.

Pasteur et son élève Joubert reprirent aussitôt ces expériences de Musculus et furent obligés d'admettre ses conclusions; mais ils ne se tinrent pas pour battus, et émirent l'hypothèse encore indémontrée que cette substance amorphe n'était autre chose qu'un produit de sécrétion de la torulacée.

Ce ne fut pas tout. La torulacée, que Pasteur considérait comme l'unique agent de la fermentation urinaire, ne jouit pas longtemps du monopole de cette propriété. En effet, Miquel, en 1878, découvrit son bacillus ureæ, et Bouchard, en 1879-80, sa bactérie en bâtonnets, tous deux capables de décomposer l'urée.

A la suite des expériences de Feltz et Ritter, de Colin, de Musculus, en présence des découvertes de Miquel, de Bouchard, on faillit rejeter complètement l'intervention des microorganismes dans la décomposition de l'urée et par suite dans la cystite.

Or ces deux termes, cystite et transformation ammoniacale des urines, étaient alors inséparables. Mais connaissait-on exactement leurs rapports réciproques? Quel est de ces deux facteurs le premier? Le premier suffit-il à produire le second, ou bien faut-il faire intervenir une autre cause?

A ces questions, Guyon fit répondre par son élève Guiard. Dans une première série d'expériences, Guiard injecta des urines ammoniacales dans la vessie et les reins, et ne put jamais arriver à créer une alcalinité persistante des urines de ses animaux, ni à déterminer ainsi la moindre lésion de cystite ou de pyélonéphrite. Dans une deuxième série, il provoqua d'abord par divers moyens des lésions de la vessie qui déterminèrent des phénomènes de cystique traumatique; cependant les urines restaient acides. Il injecta alors des urines ammoniacales dans les vessies ainsi préparées, et les urines le devinrent également, et cette alcalinité persista. Conclusion: la cystite, sans microbes, ne peut produire la transfor-

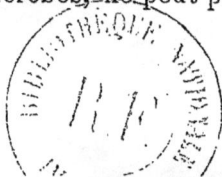

mation ammoniacale ; la cystite avec microbes la produit très activement.

En 1885, Lépine et Roux, injectant des cultures pures de micrococcus ureæ chez le chien et le cobaye, et liant ensuite la verge de ces animaux, déterminèrent toujours une cystite grave avec urines ammoniacales. Ils en conclurent que l'injection de micrococcus ureæ dans une vessie saine peut provoquer une cystite. C'était la contre-partie des expériences de Feltz et Ritter, mais aussi celle de la première conclusion de Guiard.

Dans la même année, Leube et Graser, dans un travail conduit avec une grande rigueur scientifique, arrivèrent à cette double conclusion très importante que la fermentation ammoniacale peut être produite par plusieurs bactéries, mais qu'elle est toujours due à une bactérie.

Dès lors on commença à faire jouer aux microbes un rôle prépondérant dans la pathogénie des infections urinaires, et tous les efforts se tournèrent du côté des études bactériologiques. D'ailleurs, Koch venait de découvrir sa méthode de culture sur les milieux solides. Désormais on n'en était plus réduit au seul microscope, aux seuls bouillons de Pasteur. On avait les plaques pour isoler les microorganismes, l'agar et la gélatine pour observer les figures des colonies. La description et la comparaison des microorganismes devenait facile et précise. Et c'est en réalité à cette époque que commence l'histoire des microbes urinaires.

C'est le bacille de la tuberculose qui fut le premier dûment reconnu et observé dans les urines.

En 1886, Bumm, examinant les urines de huit accouchées présentant de la cystite puerpérale, trouva dans tous les cas des microorganismes : le staphylococcus pyogenes aureus et un diplocoque ressemblant morphologiquement au gonocoque, mais se cultivant facilement sur les milieux usuels et ne se

décolorant pas par le Gram; il lui donna le nom de diplococcus subflavus. Il en injecta des cultures pures dans la vessie de chiens et d'agneaux et détermina la production de cystites, mais seulement après lésions préalables de la vessie.

La même année, Michaelis trouva aussi le staphylocoque
doré dans les urines.

En 1887, Clado, interne de Guyon, isola dans les urines
pathologiques douze espèces de microorganismes, mais il
n'en décrivit qu'une seule, à laquelle il donna le nom de bactérie septique de la vessie. La thèse de Clado contient une
excellente monographie bactériologique de son microbe, mais
pas d'expériences relatives au rôle qu'il peut jouer dans l'infection urinaire.

Dans cette même année 1887, Hallé trouva dans un cas
de cystite consécutive à un rétrécissement de l'urèthre un
microbe doué des mêmes propriétés que celui de Clado; mais
il avait besoin d'observations plus nombreuses.

Il les fit en collaboration avec Albarran dans un travail
d'une importance capitale que Guyon présenta à l'Académie
de médecine en 1888. Hallé et Albarran examinèrent les
urines de 50 malades de la clinique de Necker et y trouvè-
rent toujours des microorganismes. Celui d'Hallé, qu'ils ap-
pelèrent la bactérie pyogène, fut rencontré 35 fois, 15 fois à
l'état de pureté, 20 fois associé à d'autres microorganismes.
Avec des cultures pures de leur bâtonnet, ils firent plusieurs
séries d'expériences dont voici brièvement résumés les résultats : l'injection d'une culture pure de bactérie pyogène
dans une vessie saine n'est pas suivie de cystite. Mais si,
après l'injection, on lie la verge de l'animal et qu'on n'enlève
le lien qu'après un temps variable entre vingt-quatre et
trente-six heures, on obtient une cystite intense et les urines
contiennent la bactérie en culture pure.

Ces résultats expérimentaux concordaient exactement avec

l'observation clinique. Guyon, en effet, avait vu des cathétérismes septiques rester inoffensifs pour une vessie saine, et
déterminer au contraire des inflammations plus ou moins
graves dans des vessies plus ou moins altérées dans leur
texture ou leur fonctionnement.

Il s'agissait de déterminer ces conditions de réceptivité.
Guyon s'attacha lui-même à cette étude et commença par la
rétention d'urine. Les résultats de ces expériences sont con-
signés dans deux mémoires, dont le premier fut communiqué
à l'Académie des sciences, et qui tous les deux ont paru dans
les *Annales des maladies des organes génito-urinaires*, en
mai 1889 et mars 1890. Cette question des causes adjuvantes
appelle encore aujourd'hui de nouvelles recherches.

Dans le courant de cette même année 1889 parurent les
travaux d'Albarran et de Doyen (en France), de Rovsing (en
Danemark).

Dans sa très remarquable thèse, Albarran étudia le rein
des urinaires au double point de vue anatomo-pathologique
et bactériologique. Le premier, il établit clairement sur des
bases anatomiques et pathogéniques la distinction qu'il faut
faire entre les néphrites ascendantes dues à l'ascension des
microbes par l'uretère et les néphrites descendantes provo-
quées par la fixation dans le rein de bactéries charriées par
le sang. La thèse d'Albarran marque une étape importante
dans l'histoire des néphrites chirurgicales.

Doyen isola des urines pathologiques dix espèces de bacilles et quatre espèces de microcoques, pathogènes ou non,
donna à chacune un nom nouveau, mais il eut le tort de ne
pas les comparer aux microbes déjà connus, et de donner de
beaucoup d'entre eux une description si écourtée qu'il est
bien difficile de faire ce travail d'identification. Cependant
nous l'avons entrepris, en nous aidant des observations de
nos devanciers, et, finalement, nous n'avons conservé comme

espèce distincte dans notre liste des microbes urinaires aucune des espèces de Doyen.

Beaucoup plus documenté est le long mémoire de Rovsing. Cet auteur fit des recherches cliniques et bactériologiques sur trente cas de cystite ; il étudia la flore bactérienne des voies urinaires saines; il rechercha la contenance de l'air en bactéries décomposant l'urée; enfin il essaya d'éclaircir la nature et les causes de la cystite par de nombreuses expérimentations chez les animaux.

Des urines de ses trente malades il isola douze espèces de microbes. Les uns étaient déjà connus et étudiés ; aux autres il donna des noms nouveaux, bien que leurs descriptions correspondent pour la plupart à des microorganismes déjà rencontrés soit dans les urines, soit en d'autres points du corps. A l'exception du bacille tuberculeux, toutes les bactéries de Rovsing décomposent l'urée. Il les divise en deux catégories suivant qu'elles sont ou non pyogènes : 1° *Bactéries pyogènes :* (a) bacille tuberculeux, (b) staphylococcus pyogenes aureus, (c) staphylococcus pyogenes albus, (d) staphylococcus pyogenes citreus, (e) streptococcus pyogenes ureæ, (f) diplococcus pyogenes ureæ, (g) coccobacillus pyogenes ureæ, (h) micrococcus pyogenes ureæ flavus ; 2° *Bactéries non pyogènes :* (a) diplococcus ureæ trifoliatus, (b) streptococcus ureæ rugosus, (c) diplococcus non pyogenes ureæ, (d) coccobacillus ureæ non pyogenes.

Avec toutes ces bactéries, l'auteur a fait des inoculations chez le lapin et obtenu les résultats suivants : a) Simplement introduites dans la vessie, elles ne produisent jamais la cystite, même si elles sont en grande quantité ; b) Au contraire, les formes pyogènes produisent toujours une cystite suppurée lorsque, après l'introduction des germes, on détermine une rétention d'urine de six à douze heures. Dans ces conditions, les bactéries ont le temps de décomposer l'urine, et la cautérisation ammoniacale rend la muqueuse apte à l'infection bactérienne ; c) L'introduction des bactéries non pyogènes dans la vessie avec rétention consécutive ne produit pas la cystite suppurée, mais une inflammation accompagnée de décomposition ammoniacale de l'urine que l'auteur appelle cystite catarrhale ; d) Les bacilles tuberculeux ne produisent pas de cystite tuberculeuse lorsque la muqueuse est intacte, même lorsqu'ils sont retenus en grande quantité dans la vessie jusqu'à dix-huit heures.

Rovsing indique ensuite quatre voies par lesquelles les germes peuvent pénétrer dans la vessie : 1º par l'urèthre ; 2º par propagation de l'inflammation d'un organe voisin ; 3º par les reins ; 4º par la voie vasculaire.

Puis il examine l'ensemble des 65 cas observés à l'hôpital de Friedrich de 1865 à 1869, et corrobore la solidité et la signification générale de ses propositions.

Il critique enfin le nombre trop élevé de formes de cystites que l'on admet généralement, et croit que la division suivante suffit : 1º *Cystites catarrhales* : Bons pronostics, agents bactériens décomposant l'urée, mais non pyogènes, ne pénétrant pas dans la muqueuse et produisant seulement un état d'irritation dans cette membrane par l'intermédiaire des produits de décomposition de l'urine ; l'urine est ammoniacale, avec un sédiment semblable à du pus et du mucus, mais ne contenant pas du pus ; 2º *Cystites suppurées ammoniacales* : Pronostic douteux, produites par des bactéries décomposant l'urine et pyogènes, urine alcaline avec sédiment purulent ; 3º *Cystite suppurée alcaline ou tuberculeuse* : Pronostic mauvais ; résulte de l'action du bacille tuberculeux ; urine très acide, avec un sédiment renfermant des bacilles tuberculeux et des leucocytes. — Quant à ce qu'on appelle cystite du col de la vessie ou cystite gonorrhéique, dans laquelle l'urine est toujours acide, l'auteur n'y voit pas de cystite, mais une uréthrite gonorrhéique postérieure. Il considère la vessie comme absolument fermée aux germes de l'urèthre, tant que le sphincter fonctionne normalement et qu'on n'a pas introduit d'instruments.

Le dernier chapitre renferme des remarques et des recherches relatives à la prophylaxie et la thérapie.

Voilà certes un travail considérable, mais il mérite d'importantes critiques.

Nous reprocherons d'abord à Rovsing sa division en Bactéries pyogènes et Bactéries non pyogènes. Car la propriété de provoquer ou non de la suppuration est trop variable pour qu'elle puisse servir de base à une classification. On sait, en effet, que le caractère pyogène varie essentiellement avec la virulence du microbe et la réceptivité du terrain. Le même microbe, inoffensif dans certaines conditions d'âge, de milieu, etc., pourra produire des effets redoutables, de la suppuration, de la gangrène, de la septicémie foudroyante, si on le place dans des conditions plus favorables. D'ailleurs, nous nous demandons avec Reblaub si Rovsing a répété ses expériences assez souvent pour avoir pu être aussi affirmatif.

En second lieu, comme nous l'avons déjà fait pressentir, Rovsing a eu le tort de ne pas s'occuper assez d'identifier ses microorganismes avec ceux déjà connus et dénommés. La littérature bactériologique est déjà assez encombrée de noms pour qu'on évite, autant que possible, d'en ajouter inutilement de nouveaux. Reblaub a entrepris ce travail d'identification que Rovsing n'a pas fait, mais seulement en ce qui concerne les microbes trouvés chez la femme. Nous avons vérifié nousmême les résultats de Reblaub, et nous les avons complétés par l'étude comparative des microbes rencontrés par Rovsing chez l'homme. Voici nos conclusions.

Nous réunissons d'abord sous un même nom les espèces séparées par Rovsing pour l'unique raison que l'une est pyo-

gène et l'autre ne l'est pas : ainsi nous appellerons simplement diplococcus ureæ les deux espèces appelées par Rovsing
diplocococcus pyogenes ureæ et diplococcus non pyogenes
ureæ. De ce fait il ne reste plus que neuf espèces : 1° le bacille
tuberculeux ; 2° le staphylococcus aureus; 3° le staphylococcus albus ; 4° le staphylococcus citreus ; 5° le streptococcus
ureæ ; 6° le diplococcus ureæ ; 7° le coccobacillus ureæ; 8° le
micrococcus ureæ flavus ; 9° le diplococcus trifoliatus.

Voyons celles qu'il faut conserver. D'abord, il n'y a pas de
discussion possible pour les quatre premières : bacille tuberculeux, staphylococcus aureus, staphylococcus albus, staphylococcus citreus.

Le streptococcus ureæ, d'après la description de Rovsing,
liquéfie la gélatine. Or nous ne connaissions pas de streptocoque doué de cette propriété. Nous admettons donc cette nouvelle espèce, à cela près que nous préférerions lui donner le nom
de streptococcus liquefaciens, pour le distinguer du streptocoque vulgaire que nous voudrions appeler streptococcus non
liquefaciens.

Le diplococcus ureæ et le diplococcus ureæ trifoliatus de
Rovsing correspondent par tous leurs caractères au micrococcus albicans amplus de Bumm.

Le coccobacillus ureæ n'est évidemment pas autre chose que
le bacterium coli commune d'Escherich.

Quant au micrococcus ureæ flavus, nous sommes de l'avis
de Reblaub qui l'identifie avec le diplococcus subflavus de
Bumm.

En résumé, Rovsing aurait observé huit espèces microbiennes : 1° le bacille tuberculeux ; 2° le staphylococcus aureus ;
3° le staphylococcus albus ; 4° le staphylococcus citreus ; 5° le
streptococcus liquefaciens ; 6° le micrococcus albicans amplus ; 7° le bacterium coli commune ; 8° le diplococcus subflavus.

La troisième critique qu'on doit faire à Rovsing découle de la première. Il distingue, avons-nous dit, deux espèces de microbes, les uns pyogènes, les autres non pyogènes ; il subdivise même la première catégorie en deux classes secondaires : 1° bactéries décomposant l'urée ; 2° bactéries ne décomposant pas l'urée, cette dernière classe ne comprenant que le bacille tuberculeux. Par analogie, Rovsing distingue : 1° des cystites catarrhales produites par les microbes non pyogènes ; 2° des cystites suppurées ammoniacales produites par les microbes pyogènes décomposant l'urée ; 3° des cystites suppurées alcalines produites par des microbes pyogènes ne décomposant pas l'urée, c'est-à-dire tuberculeuses. Nous refusons d'admettre cette classification pour deux raisons : d'abord elle pèche par la base, puisque, comme nous l'avons fait observer, on ne saurait appuyer une classification sur des fondements aussi mobiles que le caractère pyogène des bactéries ; en second lieu, nous ne reconnaissons pas l'existence en tant que cystites des cystites catarrhales, c'est-à-dire sans pus ; car, comme l'a dit Guyon, une cystite est purulente ou n'est pas.

Mais continuons notre historique. En juillet 1890, Ali Krogius (d'Helsingfors) présenta à la Société de biologie la description d'un nouveau bacille qu'il appela l'*Urobacillus liquefaciens septicus*. Sur dix échantillons d'urine prélevés aseptiquement dans la vessie de malades atteints d'affections diverses de l'appareil urinaire, l'auteur a trouvé son bacille dans trois cas de rétrécissement ancien avec cystite et pyélonéphrite consécutives. Ses malades présentaient tous les signes de l'infection urineuse avec une fièvre montant par intermittences jusqu'au-dessus de 40 degrés. Comme son nom l'indique, ce bacille décompose l'urée et liquéfie la gélatine.

A l'occasion de la découverte de Krogius, Schnitzler publia une note dans laquelle il dit avoir trouvé treize fois sur vingt cas de cystite un bacille qui présente de grandes analogies avec celui de Krogius, et avoir pu déterminer très fréquemment une cystite chez le lapin par la simple injection de cultures pures de son bacille. Ce fait capital, que seul Schnitzler a constaté, est à retenir et à vérifier, car il infirmerait les résultats obtenus jusqu'ici par tous les expérimentateurs à la suite des injections de cultures dans les vessies saines.

L'année 1891 voit surgir une foule de travaux soit de clinique, soit d'expérimentation. Guyon et Albarran parlent au Congrès de chirurgie de la gangrène urinaire d'origine microbienne. Haushalter (de Nancy), Luzet, Rodet, publient des observations de cystite ou de néphrite dans lesquelles ils ont trouvé la bactérie pyogène d'Hallé et Albarran. Ce bâtonnet prend une importance de plus en plus considérable, surtout dès qu'on s'aperçoit qu'il présente de nombreux points de ressemblance avec « l'hôte obligatoire de l'intestin », le bacterium coli commune d'Escherich. Alors apparaissent un grand nombre de travaux faisant le parallèle de ces deux microbes. Achard et Renault, Reblaub, Charrin, Strauss, Chantemesse, Widal et Legry, Krogius, Morelle (de Louvain), s'occupent simultanément de cette question et finissent par établir d'une façon presque certaine que la bactérie en bâtonnets de Bouchard, la bactérie septique de la vessie de Clado, le bacterium pyogenes de Hallé et Albarran, le bacille de l'endocardite de Gilbert et Léon, le bacillus pyogenes fœtidus de Passet ne constituent qu'un seul et même bacille, le bacterium coli commune.

En janvier 1892, Morelle (de Louvain) fait paraître son *Étude bactériologique sur les cystites*. Sur 17 cas, il trouve 2 fois le bacille tuberculeux; dans les 15 cas restants, il rencontre six sortes d'organismes : 1° le staphylococcus aureus (2 fois); 2° le streptococcus pyogenes (5 fois); 3° un streptocoque jaune (1 fois); 4° un troisième streptocoque incolore

(2 fois); 5° un bâtonnet non liquéfiant (13 fois); 6° un bâtonnet liquéfiant (1 fois). De ses six sortes d'organismes, il n'en étudie que trois en détail : le staphylocoque pyogène, le streptocoque pyogène, et surtout le bacille non liquéfiant.

Après les caractères de morphologie et de culture, il expose longuement les résultats des injections de son bacille dans le tissu sous-cutané, la plèvre, le péritoine, le sang. Il en fait la comparaison avec la bactérie septique de Clado, le bacterium pyogenes d'Hallé et Albarran, huit des organismes de Doyen (5 à 12), enfin le coccobacillus ureæ pyogenes et non pyogenes de Rovsing, et conclut à leur identité. Mais ce qu'il importe surtout de retenir dans le travail de Morelle, c'est son affirmation catégorique de la similitude absolue de son bacille avec le bacillus lactis aerogenes trouvé déjà par Escherich dans les selles des enfants nourris au sein ; d'après lui, l'identité de ces deux bacilles serait complète à tous les points de vue. Enfin il compare son bacille des urines avec le bacterium coli et ne relève entre eux que des différences légères dans le développement sur plaques de gélatine et quelques nuances dans l'action pathogène. « Mais, dit-il, à côté de ces différences, les points de similitude sont tellement nombreux et variés que l'on démontrera peut-être un jour que le bacillus coli cummunis et le bacillus lactis aerogenes ne sont que deux variétés d'un seul et même microorganisme. On aura alors du même coup établi l'identité du premier avec le bacille des urines. »

Un mois plus tard (février 1892), parut la thèse d'un autre interne de Guyon, Reblaub, sur l'*Étiologie et la pathogénie des cystites non tuberculeuses chez la femme*. Dans ce travail, à la fois clinique et expérimental, la question de la pathogénie des cystites est mise exactement au point des connaissances actuelles. Dans ses 16 cas de cystite chez la femme, l'auteur a toujours trouvé un agent microbien seul ou prédominant. Si nous réunissons avec lui dans une seule espèce les trois variétés du staphylocoque, nous voyons qu'il a isolé six microorganismes qui sont : le bacterium pyogenes, le staphylococcus pyogenes, l'urobacillus liquefaciens septicus, le bacillus griseus de Weichselbaum, le micrococcus albicans amplus et le diplococcus subflavus. Comme Morelle, il a observé quelques différences dans les cultures sur gélatine entre la bactérie pyogène et le coli bacille ; il conclut néanmoins que la première ne paraît être autre chose que le second modifié par son séjour dans les voies urinaires.

Avec ses microbes, il fait ensuite chez le lapin une série d'expériences qui l'amènent aux conclusions suivantes : « La pénétration pure et simple d'un microbe pathogène dans la vessie ne suffit pas pour donner naissance à une cystite. Les conditions expérimentales nécessaires pour qu'un microbe qui a pénétré dans la vessie y provoque la cystite sont : 1° une rétention d'urine plus ou moins prolongée ; 2° un traumatisme ou une solution de continuité de la muqueuse vésicale ; 3° une congestion de cette muqueuse. » Il cherche et trouve ses microbes urinaires dans le vagin, le tube intestinal et même l'air atmosphérique, où ils séjournent dans un état de virulence plus ou moins atténuée. Puis il indique trois voies par lesquelles les microbes peuvent pénétrer dans la vessie : 1° par l'urèthre ; 2° par effraction à travers les parois ; 3° par le rein. Rovsing en avait indiqué une quatrième, celle de la circulation générale ; mais Reblaub est d'avis que, « pour qu'un microbe passe de la circulation générale dans la cavité vésicale, il faut qu'il traverse le filtre rénal, et son passage à travers le rein est toujours accompagné de néphrite. »

Enfin, après avoir ainsi étudié séparément les différents facteurs du développement de la cystite en général, il montre « comment ces facteurs s'associent, s'entr'aident mutuellement pour donner naissance aux différentes variétés de cystite chez la femme. » Il passe alors successivement en revue : 1° la cystite blennorrhagique qu'il démontre être le plus souvent une infection secondaire par un ou plusieurs microbes différents du gonocoque ; 2° la cystite gravidique préparée le plus souvent par un état congestif de l'organe et la rétention d'urine possible ; 3° la cystite puerpérale dont il distingue deux variétés : l'une, exceptionnelle, venant à la suite d'une infection puerpérale probablement par le staphylococcus pyogenes, l'autre qu'il appelle la cystite post partum, souvent due à une infection par les lochies ; 4° enfin la cystite dite primitive qui est souvent une cystite tuberculeuse, dans d'autres cas d'origine rénale, parfois d'origine génitale et due à l'ascension des microbes du vagin.

En même temps, la clinique par les publications de Achard et Hartmann, Hallé, Hartmann, Guyon, Reblaub, Harrison, Broca, Reliquet, le laboratoire par les recherches de Widal, Krogius, Chabrié, Bazy, Müller, accumulent les faits et en parfont l'interprétation théorique. Malgré leur importance, nous ne pouvons qu'énumérer de si nombreux travaux.

Tout récemment encore, Wurtz a publié dans les *Archives de médecine* une monographie très étendue du coli bacille. A part le bacille d'Eberth qui ne nous intéresse pas directement ici, il le compare aux microbes déjà cités et démontre leur identité.

Aux mêmes conclusions arrive Renault dans sa thèse inaugurale sur *le Bacterium coli dans l'infection urinaire*. « Les bacilles non liquéfiants urinaires, dit-il, font partie d'un même groupe naturel qu'on peut appeler le groupe du bacterium coli : ni l'aspect morphologique, ni les cultures sur les milieux usuels, ni les propriétés pathogènes ne permettent de les distinguer les uns des autres non plus que du bacterium coli commune. Dans ce groupe formé d'individus extrêmement voisins on peut distinguer plusieurs types ; pour cela il faut avoir recours au réensemencement d'un type sur la gélose ayant servi à la culture des autres types (propriétés palintrophiques) et à l'étude des propriétés biologiques. »

Pour notre part, nous avons fait l'analyse bactériologique des urines de six malades en traitement dans les services de nos maîtres MM. les professeurs Dubrueil et Tédenat.

Le premier de ces malades était un calculeux qui arriva en pleine infection générale aiguë et qui succomba malgré la taille hypogastrique et des lavages antiseptiques de la vessie. Nous avons isolé de ces urines deux espèces microbiennes, le *Streptococcus erysipelatis* vulgaire, et l'*Urobacillus liquefaciens septicus* dont nous avons fait l'étude spéciale.

Le second était aussi un calculeux vésical et de plus un vieux blennorrhagien. Il nous a fourni du *Bacterium coli commune* et du *Staphylococcus albus*.

Le troisième est un jeune homme de dix-neuf ans qui eut une hématurie prémonitoire assez intense qui dura cinq à six jours. Les troubles vésicaux se manifestèrent deux mois après. Pas de blennorrhagie. Par le cathétérisme on sentait de véritables cavernes prostatiques. La vessie était intolérante, le dépôt purulent très abondant. Plusieurs examens en vue de reconnaître le bacille tuberculeux nous ont toujours été négatifs. Les cultures nous ont donné le *Streptococcus liquefaciens* à l'état de pureté.

Le quatrième est aussi un jeune homme pâle, chétif, à sommets douteux, à prostate grosse faisant saillie dans l'urèthre. Pas de blennorrhagie ni d'hématurie. Depuis un an, il se levait la nuit pour pisser. Depuis un mois seulement, les mictions étaient devenues fréquentes et les urines purulentes Nous en avons isolé le *Bacterium coli commune*. Des examens répétés du dépôt ne nous ont jamais révélé la présence du bacille de Koch.

Le cinquième présentait une tuberculose généralisée qui l'emporta peu de temps après que nous lui eûmes recueilli ses urines. Les troubles urinaires avaient débuté par la vessie ; mais actuellement tous les organes étaient atteints. Nous trouvâmes à chaque examen de l'urine le *Bacille tuberculeux* en abondance et le *Staphylococcus albus* que nous avons cultivé.

Enfin le sixième avait eu une hydarthrose spontanée du genou, mais point de blennorrhagie. Les troubles de la cystite débutèrent, il y a un mois, sans cause apparente. La prostate fait saillie dans le rectum et la vessie. L'expiration est soufflante et prolongée au sommet droit. Les urines ne nous ont fourni aucun microorganisme. De nombreux examens microscopiques n'ont jamais réussi à y déceler la présence du bacille tuberculeux. Néanmoins, en présence de l'état général et local du malade, M. le professeur Tédenat a maintenu le diagnostic de tuberculose urinaire qu'il avait porté.

Quant aux résultats négatifs que nous ont donnés nos essais de cultures du bacille de Koch, on ne peut s'en étonner, si on se rappelle les exigences particulières de ce bacille en matière d'alimentation. Rovsing et Morelle n'ont pas été plus heureux que nous dans leurs cultures sur agar et gélatine avec des urines tuberculeuses. Ils font même de cette absence de développement un moyen d'établir ou de confirmer le diagnostic de la nature tuberculeuse de l'affection.

CHAPITRE II

___

CLASSIFICATION DES MICROBES URINAIRES

___

Un grand nombre de classifications ont été proposées pour distinguer les formes cliniques des accidents infectieux chez les urinaires. On s'est beaucoup moins préoccupé du classement des bactéries qui les produisent.

· Bouchard et son élève Chabrié, ne considérant que les bacilles, les divisèrent en deux classes, celle de l'*Urobacillus septicus liquefaciens* (de Krogius), et celle de l'*Urobacillus septicus non liquefaciens*, c'est-à-dire du bacterium coli. Mais à quoi bon multiplier les noms et risquer de faire des espèces distinctes avec des bacilles identiques ? D'ailleurs, le terme Urobacillus, appliqué au bacterium coli, attribuerait à ce microbe la propriété de décomposer l'urée, et il ne l'a pas. Enfin, comme nous allons le voir, le bacterium coli n'est pas le seul bâtonnet urinaire qui liquéfie la gélatine : Reblaub a aussi trouvé dans les urines le bacillus griseus de Weichselbaum qui ne la liquéfie pas davantage. Peut-on réunir, sous un même nom d'Urobacillus, deux bâtonnets aussi dissemblables ?

Miquel appelle *Urobactéries* tous les ferments de l'urée. Mais comment devrons-nous appeler les microbes urinaires qui ne la transforment pas ?

Enfin nous ne faisons que signaler pour mémoire la classi-

fication de Rôvsing en bactéries *pyogènes* et *non pyogènes.*
Nous avons, en effet, démontré dans le chapitre précédent
qu'elle était inacceptable.

Pour notre part, nous divisons simplement les microbes
urinaires en *Bacilles* et en *Microcoques,* et nous subdivisons
chacune de ces classes en deux secondaires, *suivant l'action
de ces organismes sur la gélatine nutritive.* Nous conservons
à chaque espèce le nom qui lui a été donné par l'auteur qui
l'a découverte le premier. Néanmoins, nous supprimons le
mot pyogenes pour les staphylocoques : d'abord, parce que ces
microbes, comme tous les autres, ne sont pyogènes que dans
certaines conditions ; ensuite parce qu'ils ne sont pas les
seuls à posséder cette propriété, et que par suite on aurait
aussi bien le droit d'appliquer cette dénomination à tous les
microbes pathogènes. Il en est de même pour le streptocoque
vulgaire, auquel nous conservons le nom de streptococcus
erysipelatis, de préférence à celui de streptococcus pyogenes.
Nous avons dit ailleurs que nous voudrions l'appeler streptococcus non liquefaciens ; mais nous ne le faisons pas, de peur
d'encourir nous-même le reproche que nous avons déjà fait à
plusieurs auteurs de compliquer le vocabulaire bactériologique.

Enfin nous laissons de côté le bacille tuberculeux et le
gonocoque.

Le gonocoque, en effet, n'a jamais été trouvé dans les
urines purulentes recueillies dans la vessie. On admet à
l'heure actuelle que les cystites consécutives à la blennorrhagie sont dues à une infection secondaire par un ou plusieurs microbes différents du gonocoque.

Quant au bacille tuberculeux, on l'a bien trouvé dans les
urines, mais nous l'éliminons de notre liste parce qu'il ne détermine pas, quand il est seul, une inflammation mais un
néoplasme, parce qu'il provoque la formation d'une matière
caséeuse puriforme mais pas de pus. Aussi les affections de

la vessie ou des reins dues à la prolifération du seul bacille tuberculeux méritent-elles le nom de *tuberculose vésicale ou rénale* et non pas celui de cystite ou de néphrite tuberculeuses. On aura le droit et le devoir de dire tuberculose vésicale ou rénale *avec cystite* ou *néphrite* lorsqu'une infection secondaire, par les staphylocoques par exemple, sera venue déterminer une véritable inflammation des reins ou de la vessie.

Ces explications étant données, voici maintenant notre tableau des microbes urinaires :

Bacilles ......
- liquéfiant..... | *Urobacillus liquefaciens septicus.*
- non liquéfiants. { *Bacterium coli commune.* / *Bacillus griseus.*

Microcoques.
- liquéfiants.... {
  Staphylococcus aureus.
  Staphylococcus albus.
  Staphylococcus citreus.
  Streptococcus liquefaciens.
  Diplococcus subflavus.
- non liquéfiants. {
  Streptococcus erysipelatis.
  Micrococcus albicans amplus.

DEUXIÈME PARTIE

L'UROBACILLUS LIQUEFACIENS SEPTICUS

CHAPITRE PREMIER

PROVENANCE DE NOTRE BACILLE ET MÉTHODE D'INVESTIGATION

Nous ne pouvons donner une observation très détaillée du cas qui nous a fourni notre bacille, le malade étant arrivé à l'hôpital dans un état excessivement grave, et ayant succombé rapidement sans que nous puissions l'interroger. Nous possédons cependant les renseignements les plus utiles.

Notre malade était un homme de cinquante ans, gros, bouffi, ayant l'aspect extérieur et les artères d'un arthritique. Depuis longtemps il avait de gros calculs dans sa vessie, et souffrait d'une cystite intense provoquée sans doute par la malpropreté des cathétérismes antérieurs. A son entrée à l'hôpital, il était en pleine infection générale aiguë : la fièvre était intense, la respiration pénible, la langue sèche, très saburrale au milieu, rouge sur les bords et à la pointe ; le facies, un peu tiré, avait cette expression de sérénité inintelligente qu'on observe dans les grandes infections, et le malade prononçait tranquillement des paroles souvent incohérentes. Pas de taches rosées, pas de gargouillements dans la fosse iliaque, peu de diarrhée, quelques vomissements. Séance tenante, M. le professeur Tédenat pratique la taille hypogastrique, débarrasse la vessie de ses calculs, fait de larges irrigations antiseptiques, et prescrit le régime lacté et l'alcoolisation à hautes doses. Néanmoins le malade succombe le soir du même jour.

Nous avons recueilli ses urines au moment même où M. le professeur Tédenat allait commencer l'opération. C'est dire que toutes les précautions antiseptiques étaient rigoureusement prises. Naturellement, on n'avait pas encore injecté quoi que ce fût dans la vessie.

Ouvrons ici une parenthèse pour dire comment nous avons procédé nous-même dans les autres cas. Nous apportions à l'hôpital pour recueillir les urines deux tubes à culture ordinaires, stérilisés d'avance par un séjour d'un quart d'heure dans l'autoclave à 120° ; l'un devait servir à examiner la réaction, l'autre à ensemencer les plaques. Nous lavions les organes génitaux externes avec une solution de sublimé au millième ; puis nous pratiquions dans l'urèthre un grand lavage de cinq minutes avec une solution tiède de permanganate de potasse à 1/1500, afin de ne pas entraîner par la sonde dans la vessie des microbes normaux ou non de l'urèthre. Nous introduisions ensuite une sonde métallique stérilisée par un bouillissage prolongé dans de l'eau additionnée de 10 pour 100 de carbonate de soude. Nous laissions écouler les premières gouttes d'urine, et nous recueillions le reste dans nos deux tubes avec toutes les précautions usuelles, flambant le bouchon d'ouate, penchant les tubes pour éviter la chute des germes atmosphériques, les bouchant immédiatement, etc. Nous examinions de suite la réaction avec deux papiers de tournesol sensibilisés, l'un rouge, l'autre bleu. Disons en passant qu'elle était toujours acide à ce moment, mais qu'elle ne tarda pas à devenir alcaline, sauf dans notre sixième cas (tuberculose vésicale simple). Sans désemparer, nous ensemencions nos tubes roulés de gélatine ; ne sachant pas d'avance si nos urines contenaient un grand nombre de microorganismes, nous ne faisions qu'une seule prise de semence dans les parties profondes de l'urine, et nous ensemencions successivement trois tubes roulés, espérant que l'un ou l'autre nous donnerait nos colonies à un degré d'isolement convenable. Cela fait, nous notions les caractères macroscopiques de nos urines : couleur, odeur, sang, dépôt purulent... Enfin nous faisions des préparations microscopiques par les deux méthodes d'Ehrlich et de Ziehl. Toutes ces opérations étaient menées le plus rapidement possible, afin de ne pas donner le temps de se développer aux bactéries étrangères qui, malgré toutes nos précautions, auraient pu pénétrer dans nos tubes.

Mais revenons à notre premier malade. Ses urines, encore acides un quart d'heure environ après leur émission, étaient peu abondantes, d'une couleur jaune clair, d'une odeur à peu près normale, excessivement troubles, et ne s'éclaircissant pas complètement par le repos ; après quelques minutes, il s'était déjà amassé au fond du tube un dépôt floconneux blanchâtre très abondant. Au microscope, nous avons observé dans ce dépôt de nombreux globules de pus, des cellules épithéliales assez abondantes et deux espèces microbiennes que nous avons identifiées plus tard, l'une avec l'urobacillus liquefaciens septicus, l'autre avec le streptococcus erysipelatis.

Notre bacille une fois isolé dans nos tubes roulés de gélatine, nous avons immédiatement entrepris nos cultures. Tout d'abord, nous avons fait encore des plaques de gélatine et d'agar en tubes roulés et en boîtes de Pétri, afin d'être encore plus sûr de la pureté de nos cultures. Nous avons vérifié celle-ci au microscope par de nombreuses préparations, et alors nous avons ensemencé simultanément tous les milieux

que nous possédions pour observer les caractères de culture :
agar (strie et piqûre), gélatine (strie et piqûre), gélatine additionnée de 5 pour 100 de glucose, gélatine sous huile, bouillon peptonisé, sérum, pomme de terre, lait, urine stérilisée.

Entre temps, nous étudiions la morphologie de notre bacille sur des préparations au violet de gentiane très dilué, au violet de gentiane aniliné (Ehrlich), au bleu de méthylène additionné de carbonate d'ammoniaque (Kühne), au Ziehl, au Gram. Nous nous servions pour l'examen microscopique des magnifiques objectifs de Zeiss.

Enfin, et le plus tôt possible, nous avons recherché les propriétés pathogènes de notre bacille chez la souris, le cobaye et le lapin, en variant les points d'inoculation, le milieu de culture, son âge, etc., comme nous l'exposerons en détail dans le chapitre consacré à ce sujet.

CHAPITRE II

MORPHOLOGIE

Une propriété remarquable des bacilles urinaires, que possèdent d'ailleurs beaucoup d'autres microbes, c'est leur polymorphisme. Comme le bacterium coli, notre bacille liquéfiant présente des formes et des dimensions variables suivant certaines conditions, dont les plus importantes sont la nature du milieu de culture, l'ancienneté de ce milieu, l'âge de la culture elle-même, etc.

Aussi observe-t-on dans des cultures d'une pureté incontestable toutes les formes intermédiaires entre le bâtonnet ovoïde, facile à confondre avec un coccus, et le long filament qui peut mesurer jusqu'à 40 et 50 μ. Cependant ces filaments sont relativement rares. La forme la plus commune est celle de bâtonnets courts, trapus, mesurant $0\,\mu 8$ de long sur $0\,\mu 3$ de large. Ceux dont la longueur ne dépasse pas 3 μ sont régulièrement droits, arrondis à leurs extrémités, uniformément colorés. Les filaments, au contraire, s'incurvent plus ou moins, sont frisés, et, faitimportant à noter, un grand nombre d'entre eux laissent voir, à de très forts grossissements, des lignes claires, transversales, à peine perceptibles, qui les divisent en segments de longueurs variables analogues à des anneaux de tœnia très allongés.

Ces microorganismes apparaissent tantôt isolés, tantôt

groupés suivant toutes les figures possibles ; par paires, dont les deux éléments sont soit parallèles l'un à l'autre et se correspondant ou non (**ıı**, **ıı**), soit obliques suivant un angle plus ou moins ouvert — par triades — en chaînes — en grappes irrégulières, quelquefois appendues à un long filament.

Les meilleures méthodes colorantes et les plus puissants objectifs de Zeiss ne nous ont jamais révélé l'existence de spores dans ces micoorganismes ou en dehors d'eux.

Ils sont d'autant plus mobiles que leur longueur est moindre et la culture plus jeune ; les longs filaments et les colonies vieilles ne jouissent que d'une faible mobilité ; les cultures qui datent de plusieurs mois l'ont totalement perdue. Isolé, le bacille jeune et court présente plusieurs espèces de mouvements combinées : il se meut en masse à travers le champ du microscope ; en même temps il oscille autour de son centre comme une aiguille de boussole affolée ; il fait même souvent une culbute complète. Dans les amas irréguliers de bacilles indépendants, chacun d'eux conserve ses mouvements propres ; il est probable, en effet, que cette disposition en amas tient simplement à la cohésion du milieu ou à un étalement insuffisant de la parcelle de culture recueillie. Mais dans les associations régulières, soit en diplobacilles, soit en chaînettes, soit en filaments, on n'observe que des mouvements d'ensemble comme si une substance glutineuse quelconque unissait tous les membres de la colonie et ôtait à chacun toute indépendance vis-à-vis des autres.

Si nous rapprochons ce fait d'autres déjà notés, tels que l'absence de spores, la division transversale d'un grand nombre de filaments, la disposition géminée fréquente et nette, nous sommes tenté de croire que notre bacille se multiplie par segmentation le plus souvent transversale, quelquefois longitudinale, plus rarement oblique. Les filaments qui ne pré sentent pas de nœuds clairs constituent peut-être une forme d'involution spéciale, comme on l'a admis pour le coli bacille.

Cependant nous devons faire sur ce point les plus expresses réserves, fondées sur deux observations qui seront exposées à la fin du chapitre suivant, à savoir que nos cultures jouissent d'une longévité et d'une puissance de reproduction telles qu'il est bien difficile de les expliquer autrement que par la propriété qu'aurait notre bacille de donner des spores; mais nos observations ne nous permettent de rien affirmer à cet égard.

Sous quelle forme qu'il se présente, cet organisme prend très bien les couleurs d'aniline. Le violet de gentiane, soit très dilué, soit en solution plus concentrée dans l'eau d'aniline (liquide d'Ehrlich), fournit en quelques minutes des colorations très intenses. Si l'on emploie le bleu de méthylène, seul ou additionné de carbonate d'ammoniaque (liquide de Kühne), nos bacilles se colorent beaucoup plus lentement, prennent une teinte bien moins foncée, se rapetissent, mais leurs limites apparaissent plus nettement tranchées.

Caractère très important à noter, ils sont décolorés par la solution iodo iodurée de Gram.

CHAPITRE III

EXAMEN DES CULTURES

Aujourd'hui l'on attache une bien moindre importance qu'autrefois aux caractères que présentent les colonies bactériennes sur les divers milieux de culture. Nous savons, en effet, que de nombreuses causes d'erreur, difficiles à éviter, peuvent sensiblement troubler les résultats des ensemencements. Ainsi tel microbe, qui à la lumière produit une matière chromogène éclatante, ne donnera dans l'obscurité qu'une coloration à peine visible. Tel autre, qui ensemencé dans un milieu de fabrication récente envahit en douze heures toute l'étendue de ce milieu, se développera peu ou mal dans la même substance vieillie. Nous devons encore faire entrer en ligne de compte les différences de tour de main des divers opérateurs, l'étendue et la profondeur de la strie ou de la piqûre, la quantité de semence introduite, etc. Aussi, avant d'attribuer à un microorganisme tel ou tel caractère de culture, faut-il, pour s'assurer de sa valeur, multiplier les ensemencements sur chaque milieu dans des conditions absolument semblables. Si ces caractères dépendent de certaines conditions spéciales et ne se révèlent que lorsqu'elles sont strictement réalisées à l'exclusion de tout autre, il importe de noter exactement ces conditions. C'est sans doute à l'insuffisance de précautions de ce genre qu'il faut attribuer les variations inexplicables en apparence qu'un même opérateur observe dans ses produits de culture et les divergences d'auteurs différents sur une même opération. Pour notre part, sans vouloir exagérer l'importance de l'examen des cultures, nous aurions cru imprudent de négliger cet élément de diagnostic, et nous avons apporté le plus grand soin à l'observation et au contrôle maintes fois répétés des caractères que nous allons énoncer.

Sur les plaques d'agar-peptone a 37°, on observe, après vingt-quatre heures, de petites colonies punctiformes, arrondies, présentant une couleur blanc sale et un reflet luisant, irisées par transparence, faisant une saillie très légère à la surface. Ces points principaux s'entourent bientôt d'une zone mince, presque translucide, également vernissée, chatoyante comme une étoffe de soie, blanchâtre à la lumière directe, irisée par transparence et à la lumière réfléchie. Cette zone périphérique s'étend et s'opacifie de plus en plus les jours suivants, et finit par recouvrir toute la surface de l'agar d'une couche ondoyante d'épaisseurs variables, mais minimes.

Sur les plaques de gélatine-peptone a 20°, on voit, après vingt-quatre heures, de petits points blanchâtres, opaques, mesurant un demi-millimètre de diamètre, entourés d'une zone claire formée par une cupule de gélatine liquéfiée sur une étendue d'un millimètre environ. Après quarante-huit heures, les colonies centrales présentent l'aspect de petites lentilles blanchâtres, opaques, occupant le fond de la cupule de liquéfaction qui s'étend de plus en plus en surface et en profondeur. Des bords de cette cupule, qui sont un peu plus foncés que la zone entourant le point central, s'irradient une multitude de rayons très ténus, très rapprochés les uns des autres, enfonçant leurs pointes aiguës dans la gélatine encore solide : l'ensemble de cette figure est tout à fait comparable à un ostensoir. Après trois jours, plusieurs des cupules de liquéfaction se sont réunies en chapelet. Les jours suivants, la liquéfaction continue et ne tarde pas à être complète.

Dans les tubes d'agar, en strie, a 37°, après vingt-quatre heures, la strie apparaît sous forme d'une ligne opaque, un peu saillante, d'une teinte blanc sale, d'un aspect vernissé, luisant à l'éclairage oblique. Autour de ce trait principal s'étale sur toute la surface de l'agar un enduit très mince, comme nuageux, presque transparent, également luisant et d'un blanc sale. Nous avons fait un grand nombre de préparations avec des parcelles de culture recueillies exactement sur cette zone périphérique, dans le but de vérifier si elle est formée exclusivement ou en majorité des longs filaments déjà décrits dans la morphologie ; mais nous n'avons jamais observé cette particularité que Krogius a notée pour son bacille. Les jours suivants, trait principal et zone marginale s'épaississent un peu, tout en conservant leurs épaisseurs relatives, et prennent un aspect plus mou qui rend leurs limites plus diffuses.

Dans les tubes d'agar, en piqure, a 37°, après vingt-quatre heures, on voit le long de la piqûre un trait blanc jaunâtre, opaque, à limites assez confuses. La surface circulaire de l'agar est couverte sur toute son étendue d'une pellicule blanchâtre, luisante, à reflets irisés, très mince, de tous points semblable à la zone périphérique des ensemencements en strie. Cet aspect ne se modifie pas par la suite.

Dans les tubes de gélatine, en strie, a 20°, après vingt-quatre heures, on aperçoit le long de la strie une traînée mince, continue, uniforme, blanche, opaque. Après quarante-huit heures, la gélatine est creusée d'une rigole en forme de larme au fond de laquelle persiste la traînée blanche primitive ; la gélatine liquéfiée s'amasse dans le cul-de-sac inférieur. Les jours suivants, la rigole s'élargit, atteint les bords du tube, les colonies tombent au fond où elles constituent un dépôt floconneux blanchâtre très abondant. La partie supérieure de la gélatine liquéfiée est d'abord plus trouble que la partie moyenne ; plus tard, le liquide est uniformément lactescent. Après cinq ou six jours, la liquéfaction est complète.

DANS LES TUBES DE GÉLATINE, EN PIQURE, A 20°, après vingt-quatre heures, on voit le long de la piqûre une ligne blanche opaque. Au bout de quarante-huit heures, une goutte de gélatine liquéfiée trouble apparaît à l'entrée de la piqûre. Les jours suivants, la liquéfaction continue, marchant toujours de la surface vers la profondeur sous forme d'un entonnoir qui s'évase de plus en plus et qui contient un liquide trouble blanchâtre ; au fond de cet entonnoir s'amasse un dépôt cotonneux de plus en plus abondant qui s'enfonce en pointe vers le fond du tube ; la partie supérieure de la gélatine liquéfiée reste toujours plus trouble que la partie moyenne. La liquéfaction est totale au bout de huit à dix jours.

DANS LES TUBES DE GÉLATINE ADDITIONNÉE DE 5/100 DE GLUCOSE A 20°, le simple examen ne dénote rien de particulier : les choses se passent exactement, du moins en apparence, comme dans la gélatine non additionnée de glucose.

DANS LES TUBES DE GÉLATINE SOUS HUILE, A 20°, ce microbe cultive, mais la liquéfaction marche plus lentement. Ce sont d'abord les couches supérieures qui se liquéfient, celles qui sont le plus rapprochées de l'atmosphère. Le liquide est moins trouble et le dépôt moins abondant que dans les tubes exposés à l'air. Une pellicule très mince blanchâtre sépare la gélatine de l'huile. En somme, la culture progresse moins vite

et est beaucoup moins florissante qu'à l'air. Nous venons de
voir d'ailleurs que dans tous les cas, les couches supérieures
du milieu, qui sont directement en contact avec l'oxygène de
l'air, s'altèrent beaucoup plus vite que les couches sous-jacen-
tes. De ces faits nous pouvons conclure que notre bacille est
essentiellement aérobie, mais qu'il peut néanmoins se développer à l'abri de l'air.

DANS LE BOUILLON PEPTONISÉ, A 37°, on note déjà, après
douze heures, un trouble uniforme, blanc sale, opaque, de tout
le milieu. Ce trouble persiste avec ces mêmes caractères du-
rant une semaine environ. Puis le bouillon redevient clair et
il s'amasse au fond du tube un dépôt granuleux blanchâtre,
un peu moins abondant que dans la gélatine.

DANS LE SÉRUM, A 37°, après vingt-quatre heures, apparaît
un louche blanchâtre qui augmente un peu les jours suivants
et qui persiste très longtemps. Le dépôt est peu abondant.

SUR POMME DE TERRE, A 37°, on obtient, après vingt-quatre heures, un enduit mat brun clair, légèrement saillant, occupant environ la moitié de la tranche. A la loupe, cet enduit
paraît formé de mamelons confluents mollasses. Au bout de
trois jours, la culture s'est épaissie, a pris une coloration brun
jaunâtre plus foncée et les mamelons sont devenus visibles à
l'œil nu.

DANS LE LAIT, A 37°, après vingt-quatre heures, on observe
déjà un commencement de coagulation. Après quarante-huit
heures, on a un coagulum épais, peu adhérent, se mouvant en
bloc si on penche le tube, exhalant une forte odeur de beurre
aigri, et ne se redissolvant pas dans le petit lait.

DANS L'URINE STÉRILISÉE, A 37°, après vingt-quatre heures, on observe un louche uniforme qui persiste quelques jours.

Alors apparaissent des paillettes brillantes dont les unes res-
tent en suspension dans le liquide et les autres s'amassent
au fond du tube où elles forment des plaquettes fragiles d'une
couleur blanc sale. Fait très important à noter ; il se produit
dès le premier jour un dégagement très abondant d'ammoniaque dû à la décomposition rapide de l'urée.

Cette décomposition des matières albuminoïdes ne se produit pas seulement dans l'urine. Nous l'avons observée dans
tous les milieux de culture que nous avons employés. Tous
dégagent une odeur ammoniacale très forte, très désagréable,
analogue à celle de l'urine putréfiée. Si on présente à l'ou-
verture du tube un papier rouge de tournesol humide, il bleuit
immédiatement, surtout quand on chauffe légèrement le fond
du tube. De même, un agitateur préalablement trempé dans
l'acide chlorhydrique s'entoure aussitôt d'épaisses fumées blan
ches de chlorhydrate d'ammoniaque.

Notre bacille jouit d'une vitalité très considérable : des ensemencements faits avec des cultures dans le bouillon vieilles
de six mois ont encore des résultats positifs.

Quant à sa puissance de reproduction, elle est pour ainsi
dire infinie. Nous avons fait un très grand nombre de cultures successives, et nous avons obtenu dans les dernières une
floraison aussi riche que dans les premières.

Ce sont ces deux observations qui nous ont fait faire des
réserves dans le chapitre précédent à propos du mode de reproduction de notre microbe, et penser qu'il pourrait bien posséder la propriété de donner des spores, bien que nous n'ayons
jamais constaté leur présence.

CHAPITRE IV

PROPRIÉTÉS PATHOGÈNES

Nous arrivons à la partie de notre travail qui eût présenté le plus d'intérêt si nous avions eu le temps de la faire complète. L'aspect morphologique et les caractères de culture de notre bacille une fois déterminés, il importait d'étudier les effets de son inoculation à l'organisme vivant, en réalisant autant que possible, par l'expérimentation chez les animaux, les conditions qu'on observe en clinique. Cela fait, nous aurions appuyé sur ces expériences une théorie générale établissant le rôle que peut jouer notre microorganisme dans ces différentes conditions. Connaissant bien sa façon d'agir dans chaque cas particulier, peut-être serions-nous arrivé à déterminer pour chaque cas le meilleur moyen de le vaincre soit en l'attaquant directement, soit en réalisant dans l'organisme des conditions de terrain impropres à son développement.

Voici comment nous avons raisonné pour mettre de l'ordre dans nos recherches :

L'infection urinaire, avons-nous dit, comporte des accidents généraux et des accidents locaux. Les accidents généraux étant produits par la pénétration des microbes dans le réseau de la circulation générale, il faut, pour étudier les effets de cette pénétration, injecter des cultures, soit directement dans les veines, soit indirectement dans un tissu qui, comme le tissu cellulaire sous-cutané, ou le péritoine, absorbe facile-

ment les substances qui viennent à son contact. Mais l'introduction directe des microbes urinaires dans le sang provo-
quant une infection générale d'emblée ne s'observe que rarement en clinique. Dans l'immense majorité des cas, l'organisme est déjà affaibli par des lésions préexistantes de
l'appareil urinaire, une néphrite, une cystite, un rétrécissement de l'urèthre, une prostatite aiguë ou chronique. L'in-
cendie est déjà allumé dans un appartement ; qu'une porte
s'ouvre et toute la maison s'enflamme : qu'une paroi vasculaire se déchire et, comme des étincelles, les microbes vont
se répandre dans la circulation et infecter tous les organes ; et
alors, suivant le degré d'activité du microbe, suivant le degré de résistance du terrain, on assistera à une infection
générale plus ou moins grave, depuis l'accès fébrile suraigu
jusqu'à la septicémie chronique apyrétique. On voit en somme
qu'il est impossible de séparer expérimentalement l'étendue
des accidents généraux de celle des accidents locaux. Il fallait donc d'abord réaliser ceux-ci pour observer ceux-là.

Mais deux questions préjudicielles se posaient, à savoir :
1° si la pénétration du microbe dans l'appareil urinaire est la
condition nécessaire de son infection ; 2° si elle en est une condition suffisante.

A la première de ces questions la clinique a répondu par l'af-
firmative, par la négative à la seconde. Ainsi, on n'admet
plus qu'une véritable cystite puisse être due simplement à
l'action du froid ou de l'absorption de cantharidine ; de même
on voit tous les jours de grands traumatismes opératoires
laisser froide la vessie, pourvu qu'ils soient aseptiques. Cette
question est à peu près définitivement jugée ; nous avons cependant profité de l'occasion pour en faire la vérification ex-
périmentale.

Inversement, Guyon nous enseigne que l'introduction de
microbes dans les voies urinaires ne suffit pas à provoquer

leur inflammation. « Souvent, très souvent même, dit-il dans son rapport au Congrès de chirurgie de 1892, les microbes sont introduits par le cathétérisme dans une vessie normale, sans que l'infection s'ensuive. Le cours régulier de l'urine les a expulsés avant qu'ils aient pu commencer leur action pathogène..... » Il faudrait donc admettre la nécessité de causes adjuvantes créant un état de réceptivité. Jusqu'à ces derniers temps, les expérimentateurs étaient tous d'accord sur ce point avec les cliniciens. Feltz et Ritter, Guiard, Lépine et Roux, Guyon, Hallé et Albarran, Rovsing, Reblaub, etc., arrivent tous à cette même conclusion. Seul, un auteur viennois, Schnitzler, a prétendu avoir réalisé très fréquemment de véritables cystites par la simple injection de cultures de son bacille dans la vessie intacte du lapin, et il attribue ce fait à la propriété que possède son microbe de décomposer rapidement l'urée en carbonate acide d'ammoniaque. Nous n'aurions eu garde de négliger la vérification de ce point capital de pathogénie.

Étant donné que, dans la plupart des cas sinon tous, le microbe ne cultive que sur un terrain préparé, nous devions ensuite déterminer quelles sont les conditions les plus favorables à l'infection et tâcher de les réaliser expérimentalement.

Pour la vessie, c'est surtout la rétention d'urine aiguë ou chronique, avec ou sans distension, créée par la présence d'un obstacle au cours de l'urine, que cet obstacle soit une prostate hypertrophiée ou enflammée, un rétrécissement de l'urèthre ou un calcul enchâtonné. Nous provoquons chez l'animal toutes les formes de rétention par deux moyens : le premier, c'est la ligature de l'urèthre prolongée pendant 6, 12, 24, 36 heures ; le second, c'est la section des nerfs qui commandent la contraction vésicale. Pour cette dernière opération, nous avons préféré à la section de la moelle la résection directe, à la faveur d'une laparatomie, des deux paires nerveuses, l'une sympathique, l'autre sacrée, qui se rendent à la vessie, et nous avons suivi pour cela la méthode indiquée par notre Maître très regretté, le professeur Lannegrâce.

Après et souvent avec la rétention d'urine, il faut ranger parmi les causes adjuvantes de l'infection la congestion vésicale. Nous l'avons réalisée expérimentalement de deux façons : en faisant ingérer à nos animaux de la cantharidine et en leur faisant des injections de nitrate d'argent en solution très concentrée.

Enfin, nous avons traumatisé la muqueuse vésicale par plusieurs moyens : avec un mandrin rugueux poussé à travers une sonde, nous avons lacéré les parois afin de créer pour ainsi dire un traumatisme aigu ; pour réaliser des traumatismes chroniques, nous avons laissé une sonde à demeure pendant un, deux, trois, jusqu'à huit jours ; dans d'autres vessies, nous avons abandonné des corps étrangers destinés à amorcer la formation de calculs ; enfin, à d'autres animaux, nous avons fait ingérer de l'oxamide dans le même but.

Nous procédons pour le rein comme pour la vessie. Pour provoquer la rétention, nous lions l'uretère, à la façon d'Albarran. Pour déterminer de la congestion rénale, nous donnons de la cantharidine à nos animaux et nous faisons des injections de nitrate d'argent en plein parenchyme. Enfin nous provoquons la lithiase rénale par l'ingestion d'oxamide.

L'étude de chacune de ces conditions de réceptivité comporte une série d'expériences. Il ne suffit pas, en effet, de faire varier seulement la nature du terrain ; il faut aussi faire varier la nature du germe, c'est-à-dire la virulence du microbe. Pour cela, une même aptitude morbide étant préparée chez une série d'animaux, nous leur injectons des bacilles d'âges différents, cultivés sur des milieux divers, à diverses températures, n'ayant pas passé ou ayant passé une, deux, trois fois par l'organisme vivant, etc.

Nous avons déjà exécuté une bonne partie du programme que nous venons d'exposer. Mais, notre travail actuel dût-il paraître trop léger, nous préférons renvoyer à une date ultérieure la publication de ces recherches, ne voulant pas amonceler ici sans ordre des matériaux incomplets et courir le risque de tirer des conclusions douteuses de prémisses mal établies. Voilà pourquoi nous nous bornerons aujourd'hui à l'indication des caractères d'inoculation qu'on a l'habitude de rechercher pour tout microbe, sans parler des propriétés spéciales que peut manifester notre bacille dans l'appareil urinaire.

Pour l'étude de ces propriétés pathogènes générales, nous nous sommes servi des trois espèces animales suivantes : souris, cobayes et lapins. Nous avons noté les résultats de nos cultures : 1° dans le tissu cellulaire sous-cutané chez ces trois espèces ; 2° dans le péritoine chez les trois espèces encore ; 3° dans les veines, chez le lapin seulement.

Dans une première série d'expériences, nous avons injecté des cultures de bouillon peptonisé, ensemencées avec une même culture-mère, et toutes âgées de vingt-quatre heures.

Dans une seconde série, mais alors chez le cobaye seulement, nous avons fait varier le milieu de culture.

Dans une troisième série, nous avons injecté des cultures d'âges différents.

Dans une quatrième série, voulant rechercher si notre bacille sécrétait une matière toxique quelconque, nous avons injecté dans le tissu cellulaire de cobayes quelques cultures stérilisées par la mise à l'autoclave à 120 degrés pendant un quart d'heure. Ces cultures étaient vieilles de quinze jours.

Nous avons injecté chaque fois une pleine seringue de Strauss-Collin chez le cobaye et le lapin, une demi-seringue chez la souris.

Voici maintenant brièvement résumés les résultats de ces expériences.

1re Série. — INJECTION DE CULTURES DE VINGT-QUATRE HEU-RES DANS LE BOUILLON PEPTONISÉ. — *Souris*. — Que l'injection ait été faite à la base de la queue ou dans le péritoine, les souris succombent toujours en moins de vingt-quatre heures. On ne trouve pas à l'autopsie de lésions caractéristiques.

Cobayes. — Dès les premières heures qui suivent l'injection, soit dans le tissu cellulaire de la paroi abdominale, soit dans le péritoine, l'animal est abattu, ramassé sur lui-même, il tremble, se hérisse, refuse toute nourriture même s'il n'a pas mangé depuis deux jours, se laisse manipuler de toutes façons sans résistance ; enfin la température rectale s'élève sensiblement. Cet état général persiste encore un ou deux jours, puis va s'améliorant rapidement.

Les lésions locales sont toujours de nature suppurative.

Lorsque l'injection a été faite dans le tissu cellulaire sous-cutané, on observe dès le lendemain un œdème très considérable occupant presque toute la paroi abdominale, la peau prend une teinte rouge livide, les bords de la piqûre sont tuméfiés et finissent par acquérir l'aspect noirâtre du sphacèle ; quand on touche la région, on sent à la main une élévation de température notable et l'animal se débat et se plaint d'un contact même léger. Après trois ou quatre jours, l'inflammation se circonscrit et il se forme un abcès gros comme une amande. Si on ouvre cet abcès dès qu'on perçoit la fluctuation, il s'en échappe un pus jaunâtre, épais, grumeleux, dans lequel nous avons toujours constaté la présence de nombreux bacilles à l'état de pureté ; des cultures dans le bouillon faites avec ce pus se sont montrées positives. Si on attend quatre ou cinq jours, on ne trouve presque plus de bacilles et les colorations sont beaucoup plus ternes. Peu à peu tous ces phénomènes rétrocèdent, la peau sphacélée tombe, et un noyau induré se forme, qui ne tarde pas à disparaître.

Lorsque l'injection a été faite dans le péritoine, l'animal ne présente guère que les troubles généraux déjà décrits. Si on le tue par strangulation quelques jours après l'injection, on trouve à l'autopsie une légère hyperémie de la séreuse, quelques adhérences, parfois un peu de sérosité où l'on a de la peine à découvrir quelques bacilles. Rien de saillant à noter dans les viscères.

Lapins. — Nous avons observé chez les lapins les mêmes phénomènes généraux que chez les cobayes. Après injection dans la veine marginale de l'oreille, ils sont beaucoup plus accentués. Cependant la mort n'est pas constante. Quand elle se produit, elle arrive de cinq à dix jours après l'injection. En tous cas, l'oreille se tuméfie, s'échauffe ; bref les choses se passent localement comme après l'injection dans le tissu cellulaire sous-cutané. Sous la peau et dans le péritoine, on obtient les mêmes lésions que chez le cobaye, mais ordinairement plus intenses chez le lapin : ainsi, l'eschare cutanée est habituellement plus étendue.

2e Série. — INJECTION DANS LE TISSU CELLULAIRE DU COBAYE DE CULTURES SUR MILIEUX DIFFÉRENTS. — Nous nous sommes servi de cultures sur agar, sur gélatine, dans le bouillon et dans le sérum. Toutes provenaient de la même culture-mère, avaient séjourné dans la même étuve pendant trois jours, et elles furent injectées chez des cobayes de même taille et de même sexe. En prenant comme base de comparaison l'intensité des phénomènes généraux et locaux et la date de leur apparition, nous avons cru pouvoir établir la gamme suivante en allant du milieu le plus favorable à la nutrition du bacille à celui qui paraît lui donner la moindre virulence : bouillon, gélatine, agar et sérum.

3ᵉ Série. — INJECTION DANS LE TISSU CELLULAIRE DU COBAYE DE CULTURES D'AGES DIFFÉRENTS. — Sans vouloir trop schématiser nos résultats, nous pensons que, toutes choses égales d'ailleurs, la virulence de notre bacille croît pendant les deux premières semaines qui suivent l'ensemencement, se maintient à son apogée une semaine environ, puis commence à décroître, mais très lentement : une culture dans le bouillon, vieille de trois mois, a pu encore provoquer la formation d'un abcès.

4ᵉ Série. — INJECTION DANS LE TISSU CELLULAIRE DU COBAYE DE CULTURES STÉRILISÉES PAR LA CHALEUR HUMIDE SOUS PRESSION. — Il va sans dire qu'avant d'injecter le liquide ainsi obtenu, nous avons vérifié, au microscope et par l'ensemencement dans un bouillon frais, l'absence de micro-organismes. Nous avons observé dans tous les cas des phénomènes généraux et locaux du même genre que ceux provoqués par l'injection des bacilles vivants ; mais ils étaient très atténués.

En somme, notre bacille est doué de propriétés pathogènes manifestes. Il détermine en peu de temps la mort des souris. Injecté dans les veines du lapin, il le tue le plus souvent en une semaine. Dans le tissu cellulaire sous-cutané et dans le péritoine, soit chez le cobaye, soit chez le lapin, il provoque constamment de la suppuration. Sa virulence est plus considérable si on l'a cultivé dans le bouillon que dans la gélatine, l'agar et le sérum. Dans un même milieu, elle atteint son acmé vers la troisième semaine et ne diminue qu'avec une grande lenteur. Enfin ce bacille sécrète une ptomaïne qui jouit d'un pouvoir pathogène analogue à celui de la culture vivante, mais plus faible.

CHAPITRE V

COMPARAISON DE NOTRE BACILLE AVEC CEUX DE KROGIUS, DE SCHNITZLER, DE DOYEN ET DE REBLAUB.

Notre bacille constitue-t-il une espèce nouvelle, ou bien devons-nous l'identifier avec un microbe déjà connu?

Quatre auteurs seulement ont isolé des urines purulentes des bacilles qui liquéfient la gélatine : ce sont MM. Krogius, Schnitzler, Doyen et Reblaub. Nous allons comparer notre bacille avec celui de chacun d'eux, en nous plaçant au triple point de vue de la morphologie, des caractères de culture et des propriétés pathogènes.

Comparaison de notre bacille avec celui de Krogius

Il est intéressant de comparer d'abord les observations des malades. Dans les trois cas qui ont fourni à Krogius son bacille, les urines, acides au moment de l'émission, présentaient un aspect sale, louche, et laissaient déposer une grande quantité de pus, sans s'éclaircir complètement. Les malades présentaient tous les signes de l'infection urineuse, avec une fièvre montant par intermittences jusqu'au-dessus de 40 degrés. Les urines de notre malade présentaient également ces caractères, et lui aussi était en pleine infection urineuse. La seule différence que nous puissions relever dans les observations, c'est que notre malade était un calculeux, tandis que,

dans les trois cas de Krogius, il s'agissait d'un rétrécissement ancien avec cystite et pyélonéphrite consécutives. Mais
cette différence d'origine n'implique pas une différence de
nature de la maladie et nous ne nous y arrêtons pas.

Morphologie. — La description morphologique de Krogius
concorde avec la nôtre sur presque tous les points principaux : forme des bacilles, leur polymorphisme, présence de
longs filaments, absence de spores, coloration facile par les
couleurs d'aniline, décoloration par le liquide de Gram. Nous
n'avons qu'une différence à signaler, celle des dimensions
absolues : le bacille de Krogius mesure dans son grand axe
$1 \mu 8$ à $3 \mu 6$, dans son petit axe $0 \mu 8$; la forme la plus commune que nous ayons observée mesure, avons-nous dit, $0 \mu 8$
de long sur $0 \mu 3$ de large. Mais cette divergence n'est qu'apparente. En effet, nous avons tous les deux observé des organismes dont les uns mesuraient moins de 1μ, d'autres 3μ,
d'autres 5μ, etc., jusqu'à 50μ, en passant par tous les intermédiaires. Seulement Krogius a indiqué les dimensions des
formes moyennes, nous, celles de la *forme la plus commune*.

Cultures. — Si Krogius n'a pas cultivé son microbe sur
autant de milieux que nous l'avons fait, du moins les caractères de culture qu'il indique concordent-ils parfaitement
avec ceux que nous avons observés. Nous ne rappelons que
les principaux : strie épaisse et zone périphérique mince sur
agar, forme en ostensoir des colonies sur plaques de gélatine, liquéfaction de ce milieu, développement rapide dans le
bouillon et l'urine, couleur blanc sale des colonies, odeur d'u-
rine putréfiée que dégagent toutes les cultures, décomposition rapide de l'urée en carbonate d'ammoniaque.

La seule différence que nous ayons pu relever est la suivante : d'après Krogius, la zone mince, qui entoure le trait

principal dans les cultures en strie sur agar, apparaîtrait au microscope formée de longs filaments flexueux. Nous n'avons jamais observé ce fait, bien que nous ayons fait de nombreuses préparations pour le vérifier.

Propriétés pathogènes. — Krogius a injecté son bacille à des cobayes et des lapins, mais il n'indique explicitement que les résultats de ses inoculations à ce dernier animal. Chez le lapin, l'injection dans les veines, sous la peau ou dans la cavité péritonéale, d'une culture sur bouillon âgée de un ou deux jours, à la dose d'un demi-centimètre cube à un centimètre cube, déterminerait presque à coup sûr la mort de l'animal, dans un laps de temps variant de quelques heures à une douzaine de jours ; deux fois seulement sur quinze expériences de ce genre l'animal aurait survécu.

Notre bacille ne produit pas la mort d'une façon aussi constante : nos lapins meurent bien le plus souvent à la suite d'une injection dans les veines, mais ils ne succombent jamais aux inoculations dans le tissu cellulaire sous-cutané ou dans le péritoine.

Cependant cette divergence dans les résultats des inoculations n'entraîne pas forcément une différence de nature des deux microorganismes. On sait, en effet, que rien n'est variable comme la virulence des bactéries pathogènes, et malheureusement nous ignorons la plupart des causes de ces variations de virulence. « Un même microbe, dit Guyon, ici sera capable de produire à peine une cystite passagère superficielle ; là il pourra provoquer une inflammation suppurative intense de l'appareil urinaire, et même déterminer la gangrène... ; dans un autre cas, il aura la propriété de faire naître, à la moindre inoculation, l'infection générale la plus grave..... »

D'un autre côté, ne faut-il pas tenir compte de la nature

du terrain sur lequel on sème le germe, c'est-à-dire de l'âge, de la vigueur, du mode d'alimentation des animaux en expérience ? Krogius ne nous donne aucun renseignement sur ce sujet. Pour notre part, nous nous sommes servi d'animaux très gros, pesant tous 3 kilos environ, et nous les placions dans des conditions de local et d'alimentation on ne peut plus favorables. Nous ne voudrions pas exagérer l'importance de ces dernières considérations, mais nous avons cru devoir les signaler.

D'ailleurs, à part cette différence de terminaison, les résultats des inoculations se correspondent parfaitement dans les deux descriptions, soit au point de vue des phénomènes généraux, soit à celui des lésions locales.

Nous sommes aussi absolument d'accord avec Krogius sur l'âge auquel une culture donnée, toutes choses égales d'ailleurs, possède son maximum de virulence. Comme lui encore, nous avons constaté que le bacille sécrète une matière toxique, moins énergique que les cellules vivantes.

En somme, la description de Krogius et la nôtre présentent une concordance frappante sur presque tous les points. Quant aux divergences que nous avons signalées, elles peuvent très bien trouver leur explication dans les considérations que nous avons exposées à leur place. Aussi n'hésitons-nous pas à conclure que *notre bacille est identique à celui de Krogius.*

Comparaison de notre bacille avec celui de Schnitzler

Nous insisterons beaucoup moins sur la comparaison de notre bacille avec ceux de Schnitzler, de Doyen et de Reblaub, ces auteurs ayant été les premiers à reconnaître l'identité de leur microbe avec celui de Krogius que nous venons de voir être aussi le nôtre.

Ainsi, dans la publication de Schnitzler, nous ne signalerons que deux points. C'est d'abord la similitude complète de nos descriptions en ce qui concerne les propriétés pathogènes: comme les nôtres, les souris de Schnitzler succombent à l'injection ; comme les nôtres, ses lapins meurent le plus souvent dans l'espace de trois à huit jours, quand ils ont reçu l'injection dans les veines, et présentent des phénomènes de suppuration lorsqu'on leur a injecté le bacille dans le tissu cellulaire sous-cutané.

Le second point que nous devons signaler est le plus important : seul parmi tous les expérimentateurs, Schnitzler aurait provoqué, non pas constamment mais très fréquemment, une cystite grave chez le lapin par la simple injection dans la vessie de cultures pures de son bacille, sans qu'il fût besoin de réaliser une rétention d'urine ou l'une quelconque des causes adjuvantes que nous avons citées. Nous ne voulons pas exposer ici les résultats de nos recherches personnelles sur ce sujet, nous réservant de discuter bientôt dans un mémoire spécial la possibilité du développement d'une cystite par la seule intervention des bactéries.

Quoi qu'il en soit, nous admettons que *notre bacille est identique à celui de Schnitzler.*

Comparaison de notre bacille avec le bacillus urinæ liquefaciens de Doyen.

Ici les termes de comparaison nous font à peu près totalement défaut. En effet, tout ce que nous dit cet auteur de son bacille, c'est qu'il liquéfie la gélatine, qu'il envahit en douze heures toute la surface des tubes d'agar, qu'il provoque dans la gélatine à l'urine la formation de nombreux cristaux le long de la ligne de liquéfaction, enfin qu'il est pathogène pour les cobayes. Et cela sans plus de détails. Krogius insinue l'identité de son bacille avec celui de Doyen ; à sa suite nous dirons que *notre bacille est peut-être identique à celui de Doyen.*

Comparaison de notre bacille avec celui de Reblaub

La description de Reblaub concorde exactement avec la nôtre aux points de vue de la morphologie, des caractères de culture, et des effets de l'inoculation chez les souris et les lapins. Nous n'avons à noter qu'une différence qui concerne l'action chez les cobayes : il les a toujours vus mourir en vingt-quatre heures après une injection dans le tissu cellulaire sous-cutané.

Faisons observer en passant que, dans les deux cas où il a trouvé cet organisme, la virulence était loin d'être la même. Très atténuée dans le premier cas (cystite ancienne survenue à la suite d'une blennorrhagie), elle était au contraire très marquée dans le second (fillette de quatre ans et trois mois qui, après une varicelle guérie, eut des démangeaisons et des rougeurs à la vulve sans écoulement appréciable, et qui, au bout de quinze jours, fut atteinte d'une cystite avec pyélonéphrite ascendante double très graves).

Nous concluons que *notre bacille est identique à celui de Reblaub.*

Pour résumer ce chapitre, nous dirons donc :

Notre bacille est bien l'Urobacillus liquefaciens septicus, découvert et étudié par Krogius, entrevu par Doyen, étudié aussi par Schnitzler et Reblaub.

CONCLUSIONS

L'infection urinaire comprend à la fois les accidents généraux appelés autrefois empoisonnement urineux et les accidents locaux de cystite, pyélonéphrite, abcès urineux, etc.

Elle est toujours due à la pullulation d'un ou plusieurs
microorganismes. Mais elle ne se produit que si ces microorganismes réalisent certaines conditions de virulence, et le terrain, certaines conditions de réceptivité.

Les microbes urinaires connus sont au nombre de dix, dont
trois bacilles et sept microcoques.

Des trois bacilles, un seul liquéfie la gélatine : c'est l'urobacillus liquefaciens septicus, dont nous avons fait une étude
spéciale. Les deux autres ne la liquéfient pas : ce sont le
bacillus griseus et le bacterium coli commune.

Parmi les sept microcoques, il y en a cinq liquéfiants et
deux non liquéfiants.

L'urobacillus liquefaciens septicus est un bâtonnet assez
polymorphe, qui se décolore par le Gram, liquéfie la gélatine,
se cultive très bien sur les milieux usuels, et en particulier
dans le bouillon peptonisé, décompose énergiquement l'urée,
enfin est pathogène pour les souris, les cobayes et les lapins,
soit directement, soit indirectement par les ptomaïnes qu'il
sécrète.

BIBLIOGRAPHIE

1840 Velpeau. — Leç. orales de clin. chir., 3ᵉ vol., p. 324.
1841 Rayer. — Traité des maladies des reins. (Paris.)
1850 Civiale. — Traité des mal. des voies ur., 3ᵉ éd., t. II et III.
1853 Perdrigeon. — Thèse de Paris.
1856 Verneuil. — Moniteur des hôpitaux, p. 946.
1860 Philips. — Traité des maladies des voies urinaires.
       Mauvais. — Thèse de Paris.
       Pasteur. — Mémoires sur les générations dites spontanées.
          (Compt. rend. Acad. sc.)
1861 De St-Germain. — Thèse de Paris.
       Marx. — Thèse de Paris.
       Sédillot. — Contributions à la chirurgie, t. II, p. 319.
1864 Dolbeau. — Traité de la pierre dans la vessie.
       Van Tieghem. — Recherches sur la fermentation de l'urée et
          de l'acide hippurique. (Thèse de doctorat ès sciences.)
       Traube. — Beitrage zur Pathol. und Phys. (Bd. II, p. 664.)
1868 Klebs. — Handbuch der pathol. Anat., I, p. 655.
1871 Reliquet. — Traité des opér. des voies urin., p. 1 à 34.
1872 Malherbe. — Thèse de Paris.
1873 Muron. — Gazette des hôpitaux, p. 330.
       Feltz et Ritter. — Étude expérimentale sur l'ammoniurie.
          (Compt. rend. Acad. sc.)
1874 Feltz et Ritter. — Idem. (Journ. d'anat. et de phys. de Robin.)
1875 Colin. — Comptes rendus de l'Académie des sciences.
       Gosselin. — Mémoire sur les dangers de l'urine ammoniacale.
          (Compt. rend. Acad. sc.)
1876 Musculus. — C. R. Acad. sc.
       Joubert. — C. R. Acad. sc.
       Lancereaux. — Dict. encycl. sc. méd. (Art. Rein, s. 4, t. III,
          p. 189 et 221.)

1879 Gosselin. — Clin. chir. de la Charité, 3ᵉ édit., t. II, p. 441, 465 et 501.

Heydenreich. — Lésions rénales consécutives à la rétention. (Rev. méd. de l'Est, oct., nov., déc.)

Bouchard. — Leç. sur les mal. par ral. de la nutr., p. 250.

Miquel. — Bull. de la Soc. chim., t. XXXI, p. 391, et t. XXXII, p. 126.

1880 Bazy. — Lésions des reins dans les affections des voies urinaires. (Thèse de Paris.)

1881 Guyon. — Leç. clin. sur les mal. des voies urinaires, 1ʳᵉ édit., leç. XIII, p. 232-401, leç. XVII, p. 428-619.

Bouchard. — Des néphrites infectieuses. (Rev. de méd.)

1882 Steven. — Glasgow med. Journ., n° 1.

1883 Guiard. — Etude clin. et expér. sur la transf. ammon. des urines. (Thèse de Paris.)

Bouchard. — In Thèse Guiard, p. 99-104, p. 209.

Beck. — Art. Surg. Kyd. in Dict. of Med. by Quain. (London.)

1884 Guiard. — Supp. de la prost. et pyoh. (Ann. gén.-ur., p. 521.)

1885 Guyon. — Leç. clin. sur les mal. des voies urin., 2ᵉ édit., leçon XV, p. 329-373, p. 374-391; leçon XVII, p. 442-642.

Lépine et Roux. — C. R. Acad. sc., p. 448.

Chauffard. — Etude sur un cas de pyélonéphrite calculeuse. Soc. méd. hôp., 20 mai.)

Leube et Graser. — Ueber die ammoniakalische Harngœrung. (Virchow's Archiv., Bd C.)

1886 Bumm. — Zur Œtiologie der puerperalen Cystitis. Verhand. der deuts. Gesells. f. Gyn., et Centr. f. Gyn., p. 443.

Barette. — Des néphr. infect. au point de vue chir. (Th. d'agr.)

Piccini. — Contributo allo studio delle nefrite microttiche. (Il Morgagni, p. 209.)

Doyen. — Congrès français de chirurgie.

Giovannini. — Die Microparasiten des männl. Harnröhrentrip. (Centralbl. für med. Wissensch., n° 48.)

Microli. — Osservazioni cliniche e bacteriologiche intorno ad alcuni casi di cistite e di catarro vesicale. (La Rivista clinica, novembre.)

Escherich. — Die Darmbakterien des Säuglings. (Stuttgard.)

1887 Clado. — Étude sur une bactérie septique de la vessie. (Thèse de Paris.

1887   CLADO. — Deux nouv. bact. isol. des ur. pathol., (Bull. Soc. anat., p. 290-339.)

HALLÉ. — Rech. bact. sur un cas de fièvre urin. (Bull. Soc. anat., 20 oct., p. 610.)

HARTMANN et DE GENNES. — (Bull. Soc. anat., 20 oct.)

CLADO. — Bact. de la fièv. ur. (Bull. Soc. an., 20 oct., p. 631.)

BERLIOZ.— Rech. clin. et expér. sur le passage des bact. dans l'urine. (Thèse de Paris).

LUSTGARTEN et MANNABERG. — Viert. Jahrsch. f. D. u. S.

BOUCHARD. — Leçons sur les auto-intoxications.

1888   ALBARRAN et HALLÉ. — Note sur une bact. pyogène et son rôle dans l'infect. urin. (Bull. Acad. méd., 21 août, p. 310.)

DOYEN. — Néphr. bact. asc. (J. des conn. méd., 23 août.)

CLADO. — Bactérie septique de la vessie. (Bull. Société anat., 30 nov., p. 965.)

DE GENNES et HARTMAMN. — Note sur les abc. mil. des reins et l'infect. urin. (Bull. Soc. anat., 7 déc., p. 98.)

ALBARRAN.— L'infect. urin. et la bact. pyog. (Bull. Soc. anat., 28 déc., p. 1028.)

LEGRAIN. — Les microbes des écoul. uréth. (Thèse de Nancy.)

BOUCHARD. — Thérap. des mal. infect., antisepsie de l'app. urin., p. 244, 248.

1889   ALBARRAN. — Le rein des urinaires. (Thèse de Paris, n° 125.)

DOYEN. — Les bactéries de l'urine. (Bull. Acad. méd., 2 avril, et Journ. Conn. méd., p. 106.)

GUYON. — Note sur la réceptivité de l'app. à l'inv. microb. (Acad. sc., 29 avril, et Ann. gén.-urin., mai.)

ALBARRAN. — Périnéphrites de cause rénale. (Soc. biol., juin.)

THÖRKILD ROVSING. — Om Blarebetandelsernes Ätiologi, Pathogenes og Behandling. Kliniske og experimentelle Undersögelser. Kjöbenhavn.

1890   GUYON.— Note sur l'anat. et la phys. pathol. de la rét. d'urine. (Acad. sciences et Ann. gén. urin., mars.)

GUYON et ALBARRAN. — Anat. et phys. pathol. de la rét. d'ur. (Arch. de méd. exp.)

ALBARRAN. — Note sur la stérilisation des seringues à lavages vésicaux. (Ann. gén.-urin.)

ALBARRAN. — Asepsie dans le cathétérisme. (Ann. gén.-urin.)

1890 TUFFIER et ALBARRAN.— Bact. des abc. urin. (Ann. gén.-urin.)

ALI KROGIUS.— Urobac. liquefac. sept. (Soc. biol., juil., p. 65.)

S. SCHNITZLER.— Zür Œtiologie der acuten Cystitis. (Centralbl. f. Bakt. u. Paras., Bd VIII, n° 25, p. 789.)

THORKILD ROVSING. — Die Blasenentzündungen. (Traduit du danois. Berlin, Hirschwald.)

1891 GUYON et ALBARRAN. — Gangrène urin. d'origine microb. (Congr. fr. chir.)

GUYON. — Le nitrate d'argent dans la clin. des voies urin. (Mercredi méd., 11 février.)

HAUSHALTER. — Gaz. hebd. de méd. et de chir., 21 mars, n° 12.

BAZY.— De l'origine bact. des cyst. dites à frigore, etc. (Congr. fr. chir., et Ann. gén.-urin.)

AIMÉ MORELLE.— Étude bact. sur les cyst. (Louvain, La Cellule, t. VII. 2ᵉ fasc.)

HORTELOUP. — Trait. des abc. urin. (Ann. gén.-urin., octobre.)

ACHARD et RENAULT. — Sur les rapp. du bact. col. et du bact. pyog. des infect. urin. (Soc. biol., 22 déc.)

REBLAUB. — A prop. de l'ident. du bact. coli et du bact. pyog. (Soc. biol., 29 déc.)

CHARRIN. — Sur la bact. urin. (Soc. biol., 29 déc.)

STRAUSS.— Sur les rap. du bact. coli et du bact. pyog. (Soc. biol., p. 834.)

RODET. — Sur une suppuration du rein. (Soc. biol., p. 848.)

ENRIQUEZ. — Rech. bact. sur l'urine normale. (Soc. biol., 21 novembre.)

SHATTOCK. — De la décomp. ammon. de l'urine. (London path. Soc., 3 novembre.)

LUZET. — Cyst. purul. chron. ; constat. du bac. pyog. (Arch. gén. méd., 21 mars.)

CHANTEMESSE, WIDAL et LEGRY. — Des infections par le coli bacille. (Soc. méd. hôp., 11 décembre.)

1892 GUYON. — Trait. des cyst. par le sublimé. (Bull. méd., janvier, et Ann. gén.-urin., janvier.)

KROGIUS (A.). — Rôles du bact. coli dans l'infect. urin. (Arch. méd. exp., janvier, IV, 1.)

ACHARD et HARTMANN. — Sur un cas de fièvre uréthrale. (Soc. biol., 16 janvier.)

1892 REBLAUB. — Étiol. et pathog. des cyst. non tub. chez la femme. (Thèse Paris, n° 113.)

HALLÉ. — De l'infect. urin. (Ann. gén.-urin., février.)

ENRIQUEZ. — Cont. à l'ét. bact. des néphr. infect. (Th. Paris.)

WIDAL. — Le coli bacille, étude bactériologique et clinique. (Gaz. hebd., Paris, 2 janvier.)

CHABRIÉ. — Sur la nature des cristaux et des gaz qui prennent naissance dans les cultures de l'urobacillus septicus non liquefaciens. (Soc. biol., 27 février.)

HARTMANN. — Quel. réflex. à prop. d'un cas de fièvre urin. à accès intermittents. (Ann. gén.-urin., janvier.)

LANNEGRACE. — Compt. rend. Acad. sc.

GUYON. — Résist. de la vessie à l'infect. (Mercr. méd., 13 avril.)

BAZY. — Des cyst. expér. par inject. intra-veineuse de coli bacille. (Soc. biol., 12 mars.)

GUYON. — Pathog. des accid. infect. chez les urin. (Congr. fr. chir., et Ann. gén.-ur., mai, p. 377.)

RELIQUET. — Pathog. de l'intox. urin. (Congr. fr. chir., et Ann. gén.-urin., p. 390.)

HARRISON. — Des causes de qqs formes de fièvre urin. dans la prat. chir. (Congr. fr. chir., et Ann. gén.-urin., p. 393.)

BROCA. — Observ. de taille hypog. suivie de mort. (Congr. fr. chir., et Ann. gén.-urin., p. 397.)

REBLAUB. — Pyélonéphrites des femmes enceintes. (Congr. fr. chir., et Ann. gén.-urin., p. 406.)

MULLER (Johannes). — Zur Œtiologie der Cystitis. (Virchow's Archiv. Bd 129, Heft 2.)

1893 WURTZ. — Archiv. de méd.

RENAULT. — Le bacterium coli dans l'infect. urin. (Thèse Paris.)

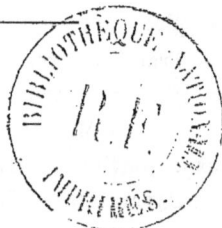